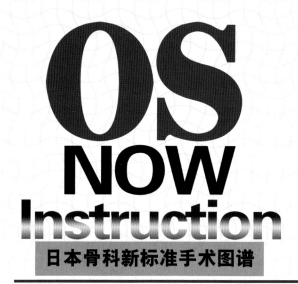

OS NOW Instruction

日本骨科新标准手术图谱

25

译
伟
北京积水潭医院

本册主译
张卫国 李 杰
大连医科大学附属第一医院

人工关节置换术并发症的处理

策略与技巧

丛书主编
〔日〕岩本幸英
〔日〕安田和则
〔日〕马场久敏
〔日〕金谷文则

本册主编
〔日〕岩本幸英

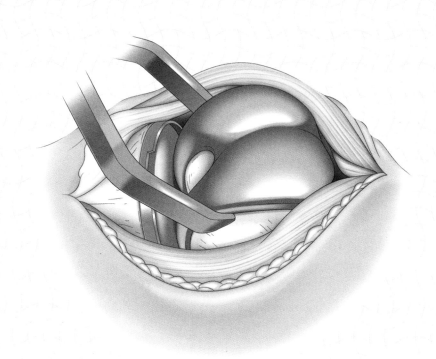

河南科学技术出版社
·郑州·

OS NOW Instruction 25
PRECAUTION TREATMENT OF COMPLICATIONS AFTER ARTHROPLASTIES
© YUKIHIDE IWAMOTO 2013
Originally published in Japan in 2013 by MEDICAL VIEW CO., LTD.
Chinese translation rights arranged with MEDICAL VIEW CO., LTD.
through TOHAN CORPORATION, TOKYO.

日本MEDICAL VIEW授权河南科学技术出版社
在中国大陆独家发行本书中文简体字版本。
版权所有，翻印必究。
著作权合同登记号：豫著许可备字-2015-A-00000172

图书在版编目（CIP）数据

人工关节置换术并发症的处理 ／（日）岩本幸英主编；张卫国，李杰主译. —郑州：河南科学技术出版社，2019.2
（日本骨科新标准手术图谱）
ISBN 978-7-5349-9423-4

Ⅰ.①人… Ⅱ.①岩… ②张… ③李… Ⅲ.①人工关节－移植术（医学）－并发症－防治－图谱 Ⅳ.①R687.4-64

中国版本图书馆CIP数据核字（2018）第289144号

出版发行：河南科学技术出版社
　　　　　地址：郑州市金水东路39号　　邮编：450016
　　　　　电话：（0371）65788634　65737028
　　　　　网址：www.hnstp.cn
策划编辑：李喜婷　仝广娜
责任编辑：胡　静
责任校对：王晓红
封面设计：宋贺峰
责任印制：朱　飞
印　　刷：河南新达彩印有限公司
经　　销：全国新华书店
开　　本：890 mm×1240 mm　1/16　印张：13　字数：403千字
版　　次：2019年2月第1版　　2019年2月第1次印刷
定　　价：148.00元

参译人员名单

◆**主译**

张卫国   大连医科大学附属第一医院

李 杰   大连医科大学附属第一医院

◆**副主译**

邹吉扬   大连医科大学附属第一医院

田 康   大连医科大学附属第一医院

◆**参译人员（按姓氏笔画排序）**

卢立军   大连市友谊医院

付广宇   大连市骨科医院

朱英会   大连市第三人民医院

朱继华   抚顺市中医医院

李元耿   大连瓦房店市中心医院

执笔者一览

◆**主编**

岩本幸英   九州大学医学研究院骨科教授

◆**执笔者**

平川雅士	大分大学医学部人工关节学科
津村 弘	大分大学医学部骨外科教授
王寺享弘	福冈矫形外科医院理事长、院长
大森 豪	新潟大学研究推进机构超域学院教授
中川晃一	近畿大学医学部骨科
赤木将男	近畿大学医学部骨科教授
渭川彻秀	阪和第二泉北医院阪和人工关节中心
格谷义德	阪和第二泉北医院阪和人工关节中心主任
中岛康晴	九州大学医学研究院骨科副教授
岩本幸英	九州大学医学研究院骨科教授
稻叶 裕	横滨市立大学骨科副教授
齐藤知行	横滨市立大学骨科教授
玉木康信	济生会山形济生医院骨科
清重佳郎	济生会山形济生医院骨科
石井政次	济生会山形济生医院骨科
川路博之	济生会山形济生医院骨科
兼氏 步	金泽医科大学骨科副教授
加畑多文	金泽大学大学院医学研究科功能重建学科（骨科）副教授
池上博泰	东邦大学医疗中心大桥医院骨科副教授
柴田阳三	福冈大学筑紫医院骨科教授
森 俊仁	国立医院机构相模原医院手术部长
三木直人	横滨市立大学附属市民综合医疗中心骨科主任
持田勇一	横滨市立大学附属市民综合医疗中心风湿免疫中心主任
稻垣克记	昭和大学医学部骨科主任、教授
石川 肇	新潟省立类风湿中心诊疗部部长
南川义隆	东京手外科、运动医学研究所，新桥八九十会诊所
菅野伸彦	大阪大学医学研究院运动系统医学工程治疗学客座教授
宫本 宪	三重大学医学研究院运动医学外科
须藤启广	三重大学医学研究院运动医学外科教授

中文版序言

日本的古代医学主要从中国学习。到了近代，西方国家的产业革命带动了科学的巨大进步。明治维新后，日本迅速调整医学学习方向，转为向西方国家学习，取得了很大成功。在骨科领域，日本一直紧跟西方现代医学的脚步，同时发挥日本民族细致严谨的作风，在现代骨科领域独树一帜，取得了辉煌成就。

本丛书由日本骨科学会理事长、九州大学研究生院医学研究院临床医学部骨科学教授岩本幸英等担任主编，图文并茂，全面描述骨科各领域手术的最新技术，适合我国广大骨科医生阅读参考，特别是对于缺少高水平骨科正规培训的医生，本套丛书有助于其补充相关知识。

本丛书具有两大特点：

第一，专业划分细致。目前引进的有28个品种，涉及脊柱、手术导航、关节镜、关节置换、关节重建、骨折、运动损伤等多个专业。本套丛书在日本还在不断推出新的品种。

第二，简明易学。介绍某项具体手术时，手术步骤明确，并在醒目位置写明"手术技巧及注意事项""难点解析""术后并发症及处理对策"等，便于读者快速掌握手术技巧。

为保证翻译质量，我们遴选了国内优秀的日语专业骨科医生承担翻译，这些译者来自北京积水潭医院、中日友好医院、北京医院、中日联谊医院、吉林大学第一医院、中国医科大学附属盛京医院、苏州大学附属第二医院、大连医科大学附属第一医院等医院。对翻译过程中发现的问题，他们辗转与日本原作者联系，力求准确地传达专业知识。

在此，首先要感谢岩本幸英教授及日本MEDICAL VIEW出版社的帮助，也要感谢参与翻译的各位骨科教授、医生及其他工作人员，以及河南科学技术出版社的努力。相信本套丛书能够成为广大骨科医生的好朋友。

书中翻译可能存在不妥之处，恳请读者予以指正。

北京积水潭医院

2013 年 4 月

序　言

众所周知，目前日本的人工关节手术例数呈现急速增长态势，如人工全髋关节置换术（THA）例数 2000 年约 23 000 例，2010 年增至 43 000 例；人工全膝关节置换术（TKA）、人工全肘关节置换术 (TEA) 均呈现同样的增长趋势。

然而，手术例数增长的同时，术后并发症也明显增多。有些并发症是各部位关节置换所共有的，如松动、磨损、感染、脱位、血栓等，也有些是特定部位关节置换手术所特有的，如关节僵硬、骨折、神经麻痹等。并发症的发生除了源于植入物的材质外，也包含手术技术因素，所以有必要在今后的工作中努力减少医生因素所导致的并发症。另外，并发症一旦发生，需要给予快速贴切的处置，这一点十分重要，因此，医生日常就应该掌握常规的处理预案。

基于以上背景，这次特别邀请了具有丰富临床经验的专家们执笔，出版了这本专著。

本书针对 TKA，重点介绍了假体松动、感染、假体周围骨折、静脉血栓的应对策略，以及针对术后膝关节活动受限病例的治疗方法。在 THA 章节中，描述了脱位、感染、股骨柄假体周围骨折的处理方法，以及术中确保肢体等长的要点。同时，阐述了人工肩关节置换术后关节脱位的治疗策略与再置换手术的注意要点，人工全肘关节置换术中骨折、切口皮肤问题的治疗策略，以及人工指间关节置换术的操作要点。

另外，作为概论性的内容，本书也涵盖了计算机导航的临床应用、人工关节术后出血、静脉血栓、术后感染预防等内容。全部章节都是基于作者临床实际工作经验的总结，相信会对各位读者的日常诊疗工作有所帮助。

当今，人工关节置换术所期望的最低生存率虽因部位不同而略有差异，但一般来说 10 年生存率都在 90% 以上。希望本书的出版能使这一数值再上新台阶。

岩本幸英

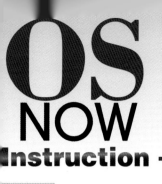

人工关节置换术并发症的处理
——策略与技巧

人工膝关节置换术

人工膝关节置换（全膝关节置换、单髁置换）术
后松动的翻修手术 --- 1

人工膝关节置换术后感染的翻修手术 ----------------------------------- 9

TKA 术后膝关节假体周围骨折、髌骨骨折、
髌腱断裂的手术治疗 --- 22

人工膝关节置换术后下肢深静脉血栓（DVT）的
诊断与治疗 --- 35

人工膝关节置换术后关节僵硬的诊断与治疗 ------------------------- 43

人工髋关节置换术

THA 术后关节脱位的预防策略 --- 54

THA 术后感染的治疗 -- 62

股骨柄假体周围骨折的治疗 --- 75

聚乙烯磨损病例的翻修置换术 --- 82

THA 下肢长度调整的要点 --- 97

人工肩关节置换术

TSA 术后脱位的处理对策 --- 105

TSA 翻修置换术的关键点 --- 116

人工肘关节置换术

表面置换型 TEA 术后脱位的预防策略 ---------------------------------- 125

TEA 术中、术后并发症及防治策略 ---------------------------------- 138

TEA 的设计与翻修置换术 ---------------------------------- 145

人工掌指、指间关节置换术

针对 RA 患者 MP 关节重度掌侧脱位病例的人工掌指关节
置换术 ---------------------------------- 155

PIP 人工指间关节的翻修手术 ---------------------------------- 167

计算机导航下手术

导航下 THA、TKA 的术前计划与手术方法 ---------------------------------- 175

人工关节置换术围手术期管理

出血、DVT、术后感染的预防与对策 ---------------------------------- 192

人工膝关节置换（全膝关节置换、单髁置换）术后松动的翻修手术

大分大学医学部人工关节学科　平川雅士

大分大学医学部骨外科教授　津村　弘

疾病特点

人工全膝关节置换术（TKA）、单髁置换术（UKA）术后松动可以通过拍摄单纯X线片，发现假体部件周围透亮带而得到确诊。早期多无明显症状。若单纯X线片上透亮带宽度超过2 mm，或观察到透亮带持续进展者即可诊断为关节松动。松动一旦发生，病情必然会进行性加重，如果错过早期翻修时机，将会因为严重的骨破坏而导致翻修手术异常困难。因此，一旦发现松动，即使症状不明显也应考虑行翻修手术。

当伴有关节积液时，为了排除感染，术前应进行关节穿刺，抽取关节液，做细菌培养及细胞计数、蛋白质、糖等相关检查。

骨缺损的分类

假体取出后预计的骨缺损程度应通过单纯X线片、CT（计算机体层摄影）等进行充分评估。采用AORI(Anderson Orthopedic Research Institute，安德森骨科研究所）分类方法对骨缺损进行分类，有利于制订针对不同骨缺损程度的治疗方案（**图1，表1**）[1]。

其他需要考虑的事项

实施翻修手术时，明确发生松动的原因是非常重要的。术前通过单纯X线片（正位、侧位、髁上轴位）及CT检查明确假体部件安放角度的异常情况。同时也可通过单纯X线片或应力位片评估有无低位髌骨及韧带功能不良等情况。

术前准备

◆ 再次确认拟使用的人工关节

人工关节应选择术者所熟悉的假体产品，备好从非限制型到全限制型的全套假体。翻修手术中常会出现异常情况，应做好发生最糟糕状况的手术准备。我科经常选用的假体如下：非限制型假体选用Nexgen LPS-Flex，半限制型假体选用Nexgen LCCK，重症病例备用铰链型人工膝关节。

图1 AORI分类
1型：骨缺损未波及干骺端骨质。
2型：骨缺损波及干骺端骨质。
3型：骨缺损波及侧副韧带附着部。

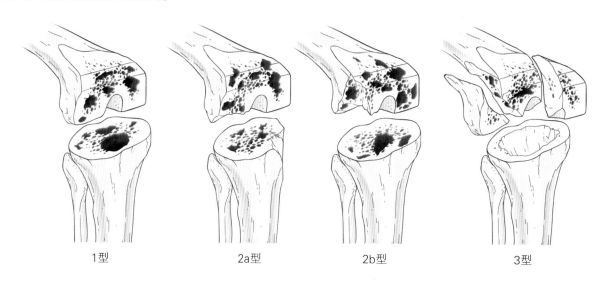

| 1型 | 2a型 | 2b型 | 3型 |

表1 对应AORI分类骨缺损的处理策略

1型	骨皮质结构正常，无须使用金属垫块，采用单纯骨移植或骨水泥填充即可
2型	骨皮质缺损需要相应处理，可采用结构骨移植或金属垫块填充，以重建关节线，需要使用延长杆
3型	因为骨缺损波及侧副韧带附着部，需要使用限制型假体 解决骨缺损可采用同种骨移植或金属垫块

◆ **再次确认术前计划**

术前计划中，对骨缺损的评估和设定重建的关节线水平非常重要。

对于骨缺损的评估，单纯依据普通X线片多存在严重程度评估偏轻的问题，CT检查虽有伪影干扰，但通过重建技术可以得到较为客观的骨缺损程度评估。

在翻修手术时，关节线水平容易出现上移倾向，这一点要引起充分注意[2, 3]。可以参考对侧的单纯X线片，对在正常位置重建患侧关节线所需要的移植骨量与金属垫块事先做出评估。通过CT采集任意需要断面的重建图像，可以对骨缺损做出准确评估。我科使用3D术前计划软件（Athena, Soft Cube 公司研发），采用佐藤等[4]的方法预测原关节线的高度，匹配其关节面模拟设置股骨假体的型号，由此，也可以预先把握骨缺损的状况及所需要的垫块大小（**图2**）。

此外，针对骨缺损的病例原则上需要使用延长杆，因此，要事先测量好髓腔直径。

◆ **再次确认手术器械**

为了取出假体部件，要备有常规骨刀及弹性薄刃骨刀。还需要准备带有各种把持装置的滑锤。有些病例还应准备为取出带有金属背板的髌骨假体所需要的金属切割器（金刚石锯），或去除骨水泥所需的超声刀。

图2 通过3D术前计划软件（Athena）进行翻修手术计划实例（典型病例图像）

股骨远端关节面位于内上髁下方、股骨横径×0.34处，后方关节面位于内上髁后方、股骨横径×0.39处[4]。可以看到外侧约有直径30mm左右的骨缺损(箭头处)。

a.股骨冠状断层像
横径77mm，在内上髁下方77mm×0.34=26mm 处重建远端关节面，可以预测到外侧远端需要5mm的垫块。

b.股骨横断面像
在内上髁后方77mm×0.39=30mm处重建后方关节面，调整股骨假体的旋转角度后可以发现，外侧后方需要5mm的垫块。

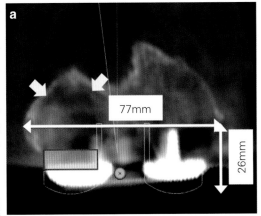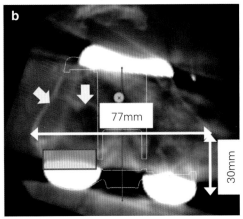

手术步骤

1 皮肤切口与手术显露

2 假体部件的取出 <small>难点</small>

3 力线与软组织平衡的调整

4 骨缺损的修补与延长杆、垫块的准备 <small>难点</small>

5 试模的安装

6 人工关节假体的安装固定

7 放置引流管，关闭切口

典型病例图像

【病例】适合手术（术前）

81岁，女性。因退行性关节炎于20年前行右侧TKA手术（MG–Ⅰ）。5~6年前出现右膝的不稳定及疼痛症状。ROM（关节活动度）0°~80°。

ⓐ 单纯X线正位片。
股骨、胫骨均发生松动，关节内可见明显金属炎性假瘤表现。胫骨包括外侧骨皮质可见明显骨缺损。股骨内、外上髁结构隐约残留，但可以预计韧带功能已经丧失。固定胫骨部件的螺钉头磨损破坏的可能性很大，需要备好螺钉取出器。

ⓑ 单纯X线侧位片。
髌骨假体是金属背板型。股骨髁前方、后方可见骨缺损。髁间前方可以看到损坏的金属假体碎片。

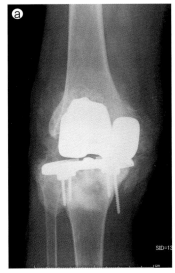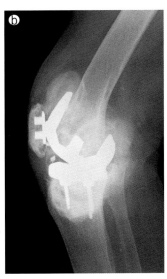

1 皮肤切口与手术显露

　　TKA术后皮肤坏死与关节感染直接相关，所以一定要沿用前一次手术的切口。显露关节采用髌旁内侧入路，髌骨不能翻转或显露困难时，可追加股直肌腱斜切或股四头肌腱V–Y成形术。

　　如果在手术视野不佳的状态下进行后续操作，很容易导致髌腱胫骨附着部的损伤，所以事先做好术野的充分显露是十分重要的。

2 假体部件的取出 难点

◆ 假体部件的取出顺序

　　不加重骨损伤而取出关节假体部件是手术的关键点。在取出稳定的假体部件时要注意不能着急，可使用薄刃骨刀紧贴假体下方小心剥离。

　　取出假体时，按照垫片、股骨假体、胫骨假体、髌骨假体的顺序进行。为了避免髌骨骨折，原则上要最后取出髌骨假体。

◆ 假体取出技巧

　　首先要切除假体周围的软组织，将假体周缘彻底显露清楚（**图3**）。使用常规骨刀将假体边缘处覆盖的骨水泥或骨质去除，使得假体与骨水泥界面清晰可见，再使用薄刃骨刀沿着整个假体与骨水泥界面打入，操作中尽量不破坏残留骨组织（**图4**）。

图3 显露假体的周缘

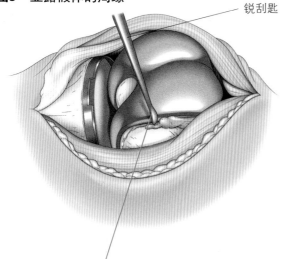

锐刮匙

使用锐刮匙、咬骨钳等切除假体周围软组织，将假体周缘彻底显露清楚

图4 紧贴假体下方剥离

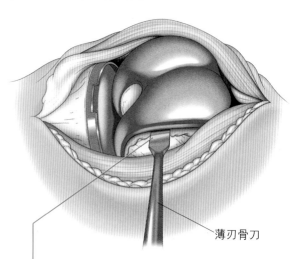

薄刃骨刀

使用薄刃骨刀沿着整个假体与骨水泥界面之间打入，操作中尽量不破坏残留骨组织

图5 假体的取出

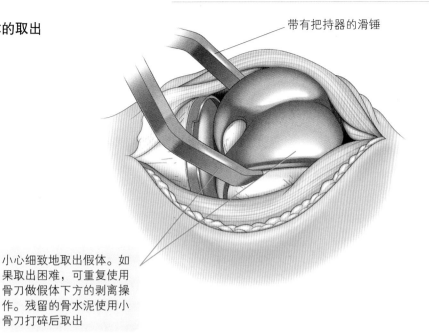

带有把持器的滑锤

小心细致地取出假体。如果取出困难，可重复使用骨刀做假体下方的剥离操作。残留的骨水泥使用小骨刀打碎后取出

手术技巧及注意事项

在打入骨刀时刀刃要始终朝向假体方向，尽量不要打入骨组织内，这一点十分重要。

用带有把持器的滑锤小心细致地取出假体（**图5**）。残留的骨水泥使用小骨刀打碎后取出，以免损坏骨质。根据需要选用咬骨钳或髓核钳。

◆ 髌骨假体的取出

如果髌骨假体为单纯聚乙烯假体，可以使用摆锯切除，残留的突起栓使用锐刮匙取出。带有金属背板的髌骨假体取出困难，需要使用金属切割器，要边滴注生理盐水边小心地切割摘除。

3 力线与软组织平衡的调整

调整力线，使得股骨远端与胫骨近端的截骨面与下肢机械轴垂直。使用各种导向器，如果需要垫块，要同时行垫块部位的截骨。根据屈曲间隙来设定股骨假体的旋转角度，设定困难时可参照髁上轴线平行设置。术前通过髁上轴X线片或CT片测量股骨假体的旋转角度，可作为术中重要参考。

检查软组织的平衡状况，如果内、外侧及屈曲、伸直间隙平衡良好，可以选择使用非限制型假体。

手术技巧及注意事项

在 UKA 的翻修中，胫骨侧有时需要植骨或垫块，其他操作基本上与初次 TKA 没有区别，也很少使用限制性比较大的人工假体。

4 骨缺损的修补与延长杆、垫块的准备

骨缺损部位的处理采用植骨技术。进行结构性骨移植时，可参考假体试模修整移植骨块的形状，使用可吸收螺钉固定骨块（**图6**）。骨缺损处置后应选用带延长杆的假体，根据选用的延长杆进行髓腔锉磨。

5 试模的安装

安放各部位假体试模，检查内、外侧韧带的平衡及髌骨轨迹情况，决定垫块的厚度及平台垫片的厚度。要根据伸直间隙与屈曲间隙的大小、关节线位置、髌骨高度来调整垫块的厚度。

例如，在试模步骤时，股骨后髁选用5mm的垫块，匹配的平台垫片厚度为14~16mm，发现有低位髌骨（关节线上移）现象，解决对策如下：加大股骨假体的型号，股骨后髁选用10mm垫块，股骨远端加用5mm垫块，匹配的平台垫片厚度降为10mm，就可以在正常关节线的位置行关节翻修重建（**图7**）。

图6 移植骨块的固定

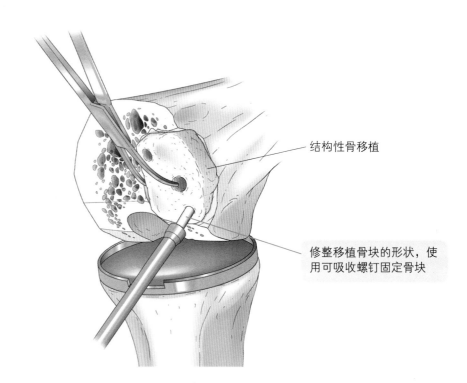

结构性骨移植

修整移植骨块的形状，使用可吸收螺钉固定骨块

图7 调整关节线高度的方法

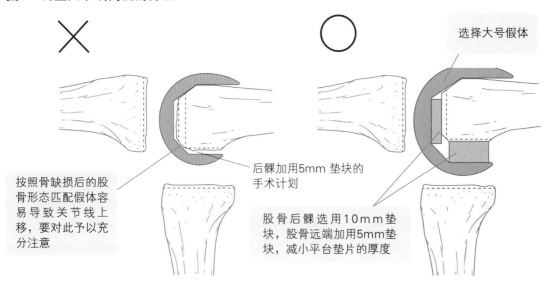

选择大号假体

按照骨缺损后的股骨形态匹配假体容易导致关节线上移，要对此予以充分注意

后髁加用5mm垫块的手术计划

股骨后髁选用10mm垫块，股骨远端加用5mm垫块，减小平台垫片的厚度

6 人工关节假体的安装固定

使用脉冲冲洗器冲洗干净骨面，将抗生素加入骨水泥中，随即用骨水泥固定各假体部件。对于有移植骨块的病例，在安装插入假体时要注意不要使骨块移位。

对于延长杆是否用骨水泥固定一直存在争议，我科的处理方法是，不勉强选用较粗的延长杆，延长杆部分也用骨水泥固定。

7 放置引流管，关闭切口

放置引流管，缝合关节囊。术后经引流管注入氨甲环酸并夹闭引流管2~3h以减少术后出血量。

典型病例图像

【病例】 **适合手术（术后）**

使用LCCK假体的右侧翻修TKA图片。

股骨与胫骨外髁处包含皮质骨在内的骨缺损采用同种结构性骨移植修复，用可吸收螺钉固定。内侧髁后方使用了5mm的垫块，基本按照术前计划完成了重建。术后关节ROM 0°~100°，可以无痛负重行走。

ⓐ 单纯X线正位片。

ⓑ 单纯X线侧位片。

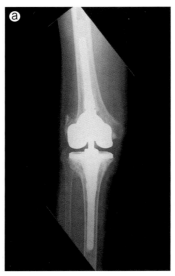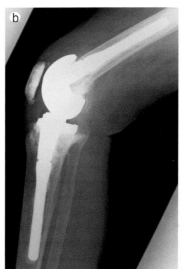

术后康复治疗

对于关节稳定性良好的病例不需要在负重、ROM训练、肌力训练方面设定特殊限制。采用股四头肌腱V-Y成形术的病例术后给予3周的外固定，ROM训练不设限制。

并发症及处理

翻修手术比初次置换手术时间要长，所以要充分重视感染、深静脉血栓（DVT）、肺栓塞（PE）等并发症。

●文献

[1] ENGH G A, AMMEEN D J. Bone loss with total knee arthroplasty : defect classification and alternative for reconstruction. Course Lect, 1999, 48 : 167-175.

[2] PARTINGTON P F, SAWHWA J, et al. Joint line restoration after revision total knee arthroplasty. Clin Orthop, 1999, 367 : 165-171.

[3] LASKIN M C. Joint line position restoration during revision total knee arthroplasty. Clin Orthop, 2004, 404 : 169-171.

[4] 佐藤美由紀, 近藤 誠, ほか. 大腿骨内外側上顆から測定した大腿骨顆部の形態的評価-3D 術前計画ソフトウエア Athena を用いた計画-. 人工関節学会誌, 2009, 39 : 290-291.

人工膝关节置换术后感染的翻修手术

福冈矫形外科医院理事长、院长　**王寺享弘**

人工关节置换与感染

随着日本超高龄化社会的到来，人工膝关节置换的病例也逐年增加。2010年TKA 64 505例、单髁置换4 673例，如今每年接近7万例，随之而来的并发症的发生例数也呈增加趋势。

其中人工关节术后感染为最严重的并发症，预防措施至关重要。如果按照初次人工膝关节置换感染率为1%左右计算，每年7万病例中将出现大约700例感染病例。

本文首先就人工膝关节置换感染病例的病理生理、诊断、分类等做一概述，然后再详细论述成功率很高的二期翻修手术的具体术式。

病理生理

◆ 发生率及易感因素

初次TKA术后感染的发生率平均为1%（0.4%~2%），导致感染的危险因素包括类风湿性关节炎（激素类药物或生物制剂的使用）、高龄患者（血清蛋白总量或血清白蛋白偏低、免疫力低下等）、糖尿病、男性（骨骼大、质地硬，手术时间延长）、术前住院时间延长（前期感染风险加大）等[1]。此外，术前下肢水肿也会增加感染风险，应注意禁止在术前使用贴膏，保持足趾清洁[2]。

长时间手术是导致感染的医源性因素，因此，缩短手术时间是非常重要的。手术团队中医生及护士人员固定有助于减少感染率。虽然目前研究提示，手术室清洁程度对感染发生率的影响无统计学差异，但理论上，清洁程度高，手术野降落的细菌数量会明显减少，所以建议使用洁净手术室。

◆ 致病菌

致病菌半数以上为金黄色葡萄球菌，耐药菌约为30%［耐甲氧西林金黄色葡萄球菌（MRSA）约20%，耐甲氧西林表皮葡萄球菌（MRSE）占数个百分点］，此外甲氧西林敏感表皮葡萄球菌（MSSE）及大肠杆菌等也有检出。未检测出致病菌的病例约占10%。其中MRSA的比例近期呈增加趋势[3]。

◆ 生物膜

在体外，细菌通过表面张力、静电、亲水性等直接附着于生物材料表面。而在体内，首先，来源于生物体的蛋白质会覆盖在植入物表面，然后，细菌自身产生的生物膜等物质使得细菌很容易附着在植入物上并进行繁殖。附着的细菌形成以多糖体中的糖萼（glycocalyx）为主要成分的生物膜，这一过程与葡萄糖的浓度有关，所以控制不良的糖尿病为感染的危险因素。

生物膜为多层结构，其中包含黏液层，细菌即被包裹于这一层中，因此造成抗菌药物渗透性下降，细菌自身的耐药性增强，细菌周围微环境改变，导致抗菌药物疗效不良[4]。

诊断

血液检查指标中，CRP（C反应蛋白）在术后2~3d达到峰值，2~3周转为正常，若在此期间CRP出现异常增高，或恢复正常后再度升高，则怀疑存在感染；红细胞沉降率一般术后数天达到高峰，数周之后才能恢复正常；白细胞计数对诊断没有太大帮助。关节液检查细胞数在1 100/mL以上、中性粒细胞比例超过64%则疑为感染。若行细菌培养最好在抗菌药物停用2周以后进行[5]。

影像检查结果可供参考。X线检查或CT扫描可发现骨吸收或骨破坏表现，骨同位素扫描出现核素异常浓聚等，但只能作为辅助诊断指标，不能单独依靠其做出最终诊断。

最近，有文献报道了检测细菌微量DNA短期内增高的实时聚合酶链式反应（polymerase chain reaction, PCR）检查技术，利用这项技术，在术中进行快速PCR检查成为可能[6]。

但是关节感染不是通过某一个指标就可以确诊的，必须根据临床表现、血液检查、影像检查、关节液检查等进行综合分析才能做出诊断。

分类

Segawa报道了根据术后感染发病时间与发病方式进行的分类，此后陆续提出了Tsukayama分类及Leone分类。根据这些分类易于确定治疗方案，但也存在没有考虑致病菌及患者的免疫状态等不足。下面介绍一下Leone分类方法[7]（**表1**）。

图1 Leone 分类

I型	**术中培养阳性（positive intraoperative culture）** 术中5个样本中2个以上样本检出细菌。无须取出假体，抗生素治疗	
II型	**术后早期感染（early postoperative infection）** 术后1个月内的感染。保留假体，更换聚乙烯垫片，清创同时抗生素治疗	
III型	**急性血源性感染（acute hematogenous infection）** 日常功能良好的关节发生血源性感染。保留假体，更换聚乙烯垫片，抗生素治疗；但如果假体松动则予以取出	
IV型	**迟发性慢性感染（late or chronic infection）** 慢性发病，感染持续1个月以上。治疗的金标准为取出假体，行二期翻修手术	

治疗方法的选择

◆ 保留假体

Leone分类Ⅰ、Ⅱ、Ⅲ型均可能保留假体，但必须具备以下条件：致病菌为对抗生素敏感的非耐药菌；假体无松动；软组织状况良好；感染持续时间短。其中尤为重要的是感染持续时间，时间长者失败率高。保留假体的成功率为30%~90%。

常规选择关节切开行关节周围的彻底清创，同时更换聚乙烯垫片。关于关节镜下的清创技术也有报道，可应用于Ⅱ、Ⅲ型病例，但因为无法做全关节周围的彻底清创及无法更换聚乙烯垫片，所以适应证较局限。

关于关节灌洗引流方法既没有明确的支持证据，也没有否定根据，但因为存在患者不能活动而增加额外负担、日常管理繁杂、几天后形成冲洗水通道使抗菌药物到达不了局部等问题，近期已很少采用。

◉ 假体取出

Leone分类Ⅳ型建议行假体取出术。此外，针对耐药菌病例、类风湿性关节炎使用激素或生物制剂病例、免疫力低下及根据血液学检查对炎症进展情况难以判断的病例，多选择行假体取出术。

临床实践中行一期翻修手术效果常难以把握，一般常规行二期翻修手术，手术成功率有望达到90%以上[8]。

◆ 二期翻修手术

对于难治性人工膝关节感染病例，为了缩短治疗时间及减少手术次数，建议尽早行假体取出及后期的翻修手术。

术前准备

◆ 再次确认影像检查结果

在前、后位及双斜位等四个方向的X线片上观察假体有无松动。CT检查对松动的判定有参考价值。

◆ 再次确认手术器械

需要事先备好取出假体所需要的薄刃骨刀（**图1**）、线锯（**图2**）、气动磨钻及脉冲冲洗器。

◆ 确认假体取出后所需骨水泥间隔物的制备

假体取出后，为了填充空隙，需要准备骨水泥间隔物。可以使用市场上销售的Biomet公司的铸型模具（**图3**），加入混合有抗菌药物的骨水泥（antibiotic-loaded bone cement, ALBC）来制作间隔物。

国外市场有浓度为2.5%的成品抗生素骨水泥——40g骨水泥中含有1g 庆大霉素（GM），但在日本没有准入许可。建议可以加入的抗菌药物应具备以下特点：①能够耐受骨水泥的聚合热；②具有广谱抗菌效果，低浓度即具备杀菌效果；③为粉状制剂，可长期从骨水泥中释放。

临床常用的有万古霉素（VCM）、GM等，也可以使用耐热性能较高的地贝卡星硫酸盐。

常用的VCM热反应低，但药物浓度为5%时对于感染病例效果不佳，1~2周后药物的释放减少，1个月后基本完全释放。因为骨水泥间隔物中加入的抗菌药物也会影响到骨水泥的强度，所以建议VCM浓度为10%[9, 10]。

◆ 再次确定翻修手术的步骤

采用AORI分类方法，对假体取出后的骨缺损情况进行评估。AORI分类方法：1型，干骺端（股骨侧副韧带起始部远侧，胫骨粗隆部近端骨质）结构保留；2型，骨缺损波及干骺端骨质（波及一侧髁为2a型，波及两侧髁为2b型）；3型，骨缺损波及股骨或胫骨的侧副韧带附着部（**图4**）。

对股骨远端截骨面与前后截骨面（特别是后髁）的评估尤其重要。因为有骨水泥间隔，所以为了准确判断骨缺损情况，行CT扫描，特别是三维重建影像对于术前设计是十分必要的。

图1　翻修手术用的薄刃骨刀

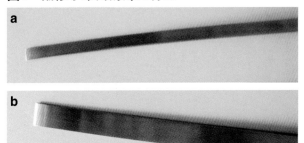

图2　线锯

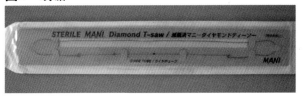

图3　骨水泥间隔物的铸型模具

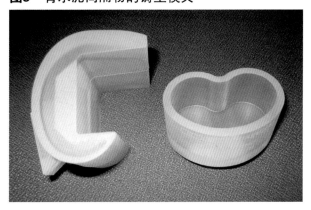

图4　AORI分类
1型，干骺端骨质结构保留；2型，骨缺损波及干骺端骨质；3型，骨缺损波及股骨或胫骨的侧副韧带附着部。

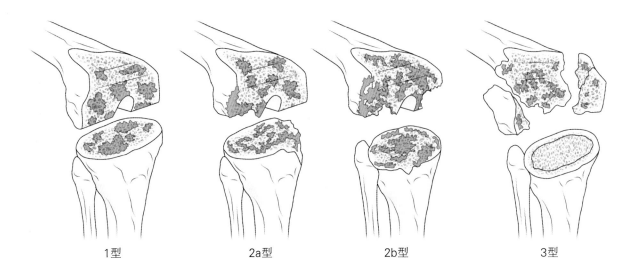

| 1型 | 2a型 | 2b型 | 3型 |

图5 LCCK的各种金属垫块

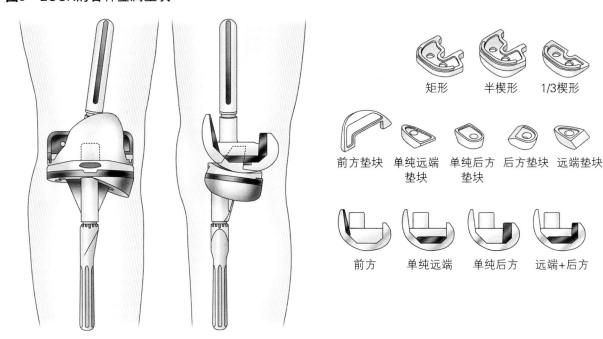

矩形　半楔形　1/3楔形

前方垫块　单纯远端　单纯后方　后方垫块　远端垫块
　　　　　垫块　　　垫块

前方　　单纯远端　单纯后方　远端+后方

　　术前参考健侧膝关节，利用模板进行绘图设计。AORI分类1型病例多数采用与初次TKA类似的手术即可完成，但翻修手术建议选用后交叉韧带替代型假体。而更多的病例表现为2型或3型骨缺损，为了维持正常的关节线水平则必须对骨缺损部位进行修补。

　　骨移植可采用自体骨或同种骨移植，因来源受到一定限制，一般多使用金属垫块（**图5**）。应用骨移植或金属垫块的病例，为了减少局部承受的应力负荷，需要加用延长杆。另外，3型病例骨缺损巨大，韧带附着部被破坏，关节严重不稳，应选用限制型假体。

　　翻修手术创伤大、时间长，须做好输血准备。感染病例不使用自体血回输。

手术步骤

◆ **假体取出及骨水泥间隔物的制备**

1 切口及显露

2 假体取出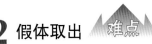

3 清创及去除骨水泥

4 骨水泥间隔物的制作及关闭切口

5 术后药物治疗

◆ **二期关节置换**

1 二期置换时机与手术入路

2 截骨与骨缺损的填充

3 植入物的骨水泥固定与关闭切口

【病例】**适合手术（术前）**

ⓐ 单纯X线正、侧位片。
ⓑ CT。

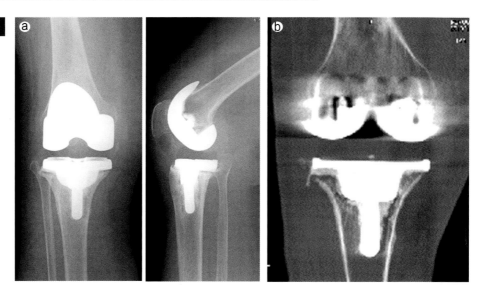

手术技术

假体取出及骨水泥间隔物的制备

1 切口及显露

　　沿用初次置换的手术切口，若原有切口超过2个，因为膝前皮肤的营养血管都是来源于内侧，为了避免皮瓣的血运障碍应选用靠外侧的手术切口。切开皮肤后，皮瓣要附带有充足的皮下组织向两侧游离。

　　一般选用髌旁内侧入路进入关节，多数情况下髌骨难以翻转，首先将其牵移到外侧，取出聚乙烯垫片，以方便操作空间的拓展（**图6**）。如关节内粘连严重，显露较困难，要充分松解内、外侧沟及髌上囊，确保术野显露充分。

　　另外，对于伸膝装置严重紧张的病例，手术入路可采用股直肌腱斜切（rectus snip）法（**图7**）或改良于Coonse-Adams入路的股四头肌腱V-Y成形术（quadriceps turndown法）（**图8**）。V-Y成形术可以延长伸膝装置，增加术后屈曲角度，但也会导致术后伸膝肌力下降造成伸膝迟滞，所以多选用股直肌腱斜切法。

难点解析

　　针对采用股直肌腱斜切法或V-Y成形术仍显露困难的病例，可以选用胫骨粗隆截骨术（**图9**）。术后不仅不会产生伸展迟滞，还有利于拔出未松动的胫骨假体。如果将截骨块向近端推移固定，还有利于增加术后关节的屈曲角度。但也存在康复训练的延迟及近端移动骨块易在截骨水平骨折等缺点。

图6 拓展操作空间

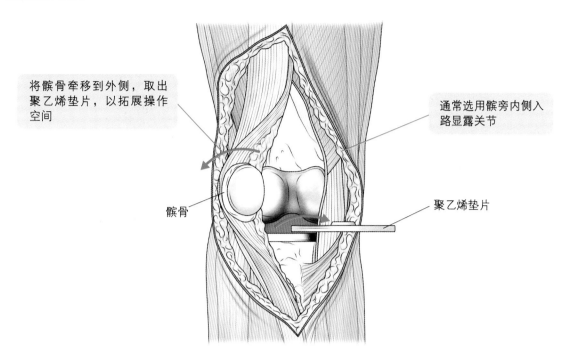

将髌骨牵移到外侧，取出聚乙烯垫片，以拓展操作空间

通常选用髌旁内侧入路显露关节

髌骨

聚乙烯垫片

图7 股直肌腱斜切法

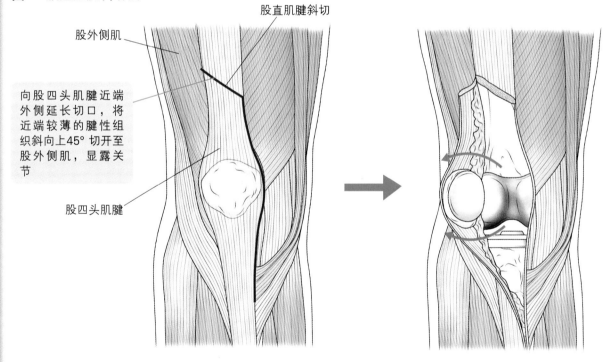

股外侧肌

股直肌腱斜切

向股四头肌腱近端外侧延长切口，将近端较薄的腱性组织斜向上45°切开至股外侧肌，显露关节

股四头肌腱

2 假体取出 难点

◆ **拓展操作空间**

　　取出聚乙烯垫片，拓展操作空间。如果假体已松动则可轻易取出，但对于没有松动的植入物，要把保留骨量作为重中之重，尽可能小心、细致、缓慢地一点一点将假体取出。

图8 股四头肌腱V–Y成形术

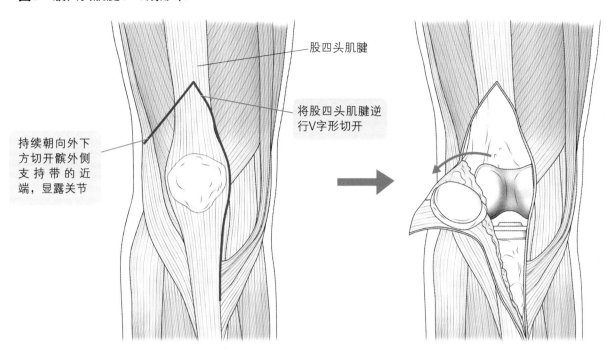

股四头肌腱

将股四头肌腱逆行V字形切开

持续朝向外下方切开髌外侧支持带的近端，显露关节

图9 胫骨粗隆截骨术

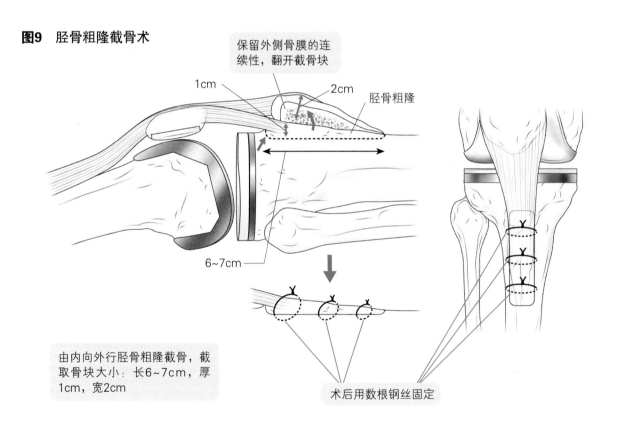

保留外侧骨膜的连续性，翻开截骨块

1cm

2cm

胫骨粗隆

6~7cm

由内向外行胫骨粗隆截骨，截取骨块大小：长6~7cm，厚1cm，宽2cm

术后用数根钢丝固定

◆ 假体部件的剥离

在剥离用骨水泥固定的股骨侧假体部件时，使用薄刃骨刀在假体与骨水泥之间，分别从侧方、上方及后方向中心区域逐渐将假体部件自骨表面剥离（**图10**）。

后方也可以使用克氏针（K-wire）钻孔后导入线锯，尽量贴近假体进行剥离。

图10　股骨假体部件的剥离

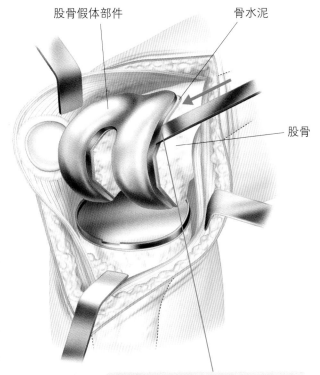

股骨假体部件　　　　骨水泥

股骨

不是在骨水泥和骨头之间，而是在骨水泥和假体之间，用薄刃骨刀分别从侧方、上方和后方向中心区域逐渐将假体部件自骨表面剥离

图11　胫骨假体部件的取出

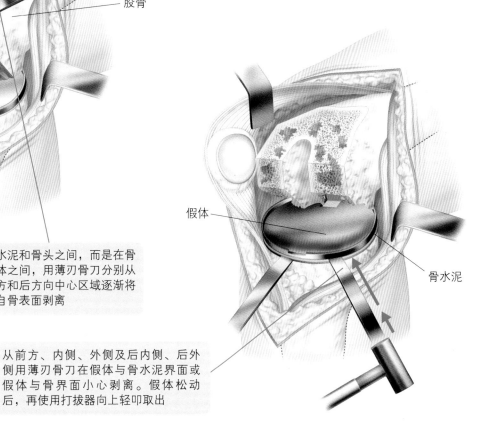

假体

骨水泥

从前方、内侧、外侧及后内侧、后外侧用薄刃骨刀在假体与骨水泥界面或假体与骨界面小心剥离。假体松动后，再使用打拔器向上轻叩取出

◆ **假体部件的取出**

　　植入物松动后，可使用股骨假体打拔器或打击器将假体向远侧叩击取出，注意小心操作，避免髁部骨折。如果股骨假体柄被骨水泥固定，取出困难，可在股骨侧开窗将骨水泥去除。

　　胫骨假体的取出与股骨侧类似，从前方、内侧、外侧及后内侧、后外侧向柱状突起或假体柄方向，使用薄刃骨刀在假体与骨水泥界面或假体与骨界面小心剥离。假体松动后，再使用打拔器向上轻叩取出（**图11**）。

　　髌骨假体如果为全聚乙烯材质，可以用骨刀在植入物与骨水泥界面剥离。柱状突起部位取出困难时，可以使用摆锯于根部将其切断，残留的柱状部分与周围的骨水泥使用气动磨钻轻松取出。

　　如果髌骨假体带有金属背板，可以先用薄刃骨刀在假体与骨水泥界面的各个方向进行松解剥离，假体出现松动迹象后，将柱状突起部分使用小骨刀取出，尽量不破坏骨组织。

手术技巧及注意事项

　　用骨水泥固定的假体，要用薄刃骨刀在植入物与骨水泥之间打入，先将假体取出，之后再清理残留的骨水泥层。

如果骨刀操作界面在骨水泥与骨组织之间，经常会将健康的骨组织与骨水泥一起去除，不利于骨量的保留。另外，非骨水泥固定的假体伴有骨长入时，要比骨水泥固定的假体更难以取出，强行取出假体时可能会附带较多的骨组织，造成巨大的骨缺损，所以手术操作更需慎重。

3 清创及去除骨水泥

假体取出后清理骨水泥，要将骨水泥及感染性肉芽组织彻底清除，直至露出健康组织。长柄假体要做髓腔的搔刮处理。

手术技巧及注意事项

彻底清创是成功的关键所在，常规器械难以到达的部位可以使用关节镜手术用的刨削器清理。也有文献报道对于很难彻底清理的后关节囊等部位加用局部抗菌药物注射[2]。清创后使用脉冲冲洗器做关节腔的彻底清洗。

4 骨水泥间隔物的制作及关闭切口

使用市场上销售的铸型模具（**图3**），制作10%抗生素浓度的骨水泥间隔物。需要注意的是，如果抗生素浓度过高的话，骨水泥不能完全固化，且强度也会下降。加入骨水泥的常用抗菌药物有万古霉素、庆大霉素、妥布霉素及地贝卡星硫酸盐等。

手术技巧及注意事项

为了提高骨水泥的孔隙率，可以手工制作，添加2种抗生素，不仅可以增强药物自身的抗菌作用，也有助于提高骨水泥的孔隙率，增大药物的溶出浓度。

放置间隔物后如果有残留空隙，可用骨水泥珠填塞，确保间隔物的稳定。对于难治性病例也可以在髓腔内留置数个装满敏感抗生素的羟基磷灰石块状体。

放置引流管，关闭切口，用石膏托固定。

难点解析

市场上销售的铸型型号不合适

市场上销售的膝关节用铸型型号种类很少，且与骨缺损部位贴合不佳，放置后不够稳定。也有文献报道以取出的假体部件为铸型，制作比较贴合的间隔物的做法[11]。

5 术后药物治疗

术后使用单一药物进行抗炎治疗容易产生耐药性，所以多采用联合用药。常用的联用药物有：感染部位弥散良好的四环素类（美满霉素）或克林霉素与易于透过细菌生物膜的利福平或复方新诺明等。

针对MSSA或MSSE，选用青霉素或头孢类＋美满霉素或克林霉素；MRSA或MRSE病例则选用万古霉素＋美满霉素＋复方新诺明或者万古霉素＋利福平＋复方新诺明等[12]。药物应用时间根据血液化验指标调整，持续应用1~2个月。

二期关节置换

1 二期置换时机与手术入路

二期置换时机通常选择在6~8周之后，CRP连续检查3周正常或关节液细菌培养2次以上阴性。如果间隔时间超过3个月，则有可能导致肌肉萎缩、关节僵硬及伸膝功能低下。

如果不确定二期置换时炎症是否已控制，可在术中取出骨水泥间隔物后做组织标本的冰冻切片病理检查，检测高倍视野下中性粒细胞个数；或做前面所述的实时PCR检测。

止血带驱血后，选择与上次同样的切口与入路显露关节，将骨水泥间隔物取出。

2 截骨与骨缺损的填充

◆ 股骨远端截骨

充分显露术野并拓展好手术操作空间，首先垂直于下肢力线行股骨远端截骨。前方及后方的截骨以Whiteside线作为设定旋转角度的参照。进行这一操作时，要根据骨缺损的程度，设计好远端或前、后方预计放置的垫块大小，从而决定截骨水平。

◆ 股骨及胫骨垫块厚度的设定

截骨后，安装试模，以确定骨缺损部位填充垫块的厚度。这种情况下不要选择较小型号的假体，而要选择较大的适宜型号的假体。骨缺损的部位用垫块填充，以维持正常关节线的高度（**图12**）。

胫骨侧垂直于纵轴截骨，确定胫骨假体的型号，同时确定应用骨移植技术填充骨缺损部位或选用金属垫块。

图12 股骨假体的填充材料
安装试模，骨缺损部位使用金属垫块填充。确保伸直间隙与屈曲间隙良好，维持正常关节线的高度。

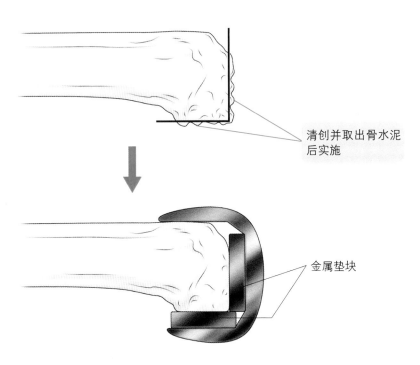

清创并取出骨水泥后实施

金属垫块

图13 骨缺损的填充与关节线

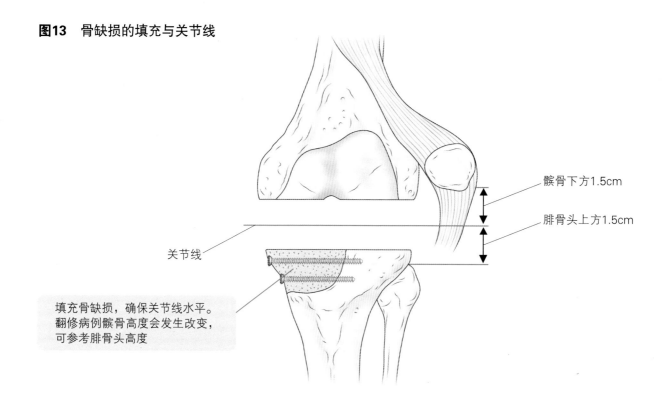

髌骨下方1.5cm

腓骨头上方1.5cm

关节线

填充骨缺损，确保关节线水平。
翻修病例髌骨高度会发生改变，
可参考腓骨头高度

◆ 髌骨骨缺损的处理

髌骨的骨缺损部位通常采用骨水泥填充即可，如果髌骨骨床变成壳状结构也可考虑行骨移植处理。

◆ 安装试模

将假体试模装配上延长杆和垫块，分别安装到股骨与胫骨部位，选择适宜厚度的垫片试模，安装后将关节复位，检测关节的力线与稳定性。

试模安装完毕后行术中X线透视检查，再次确认假体放置的位置、假体型号及关节线高度是否满意。

> **手术技巧及注意事项**
>
> 正常状态下膝关节关节面的位置在髌骨下方 1.5cm、腓骨头上方 1.5cm 或者股骨内上髁下 2.5cm 处，但翻修病例髌骨的高度可能已发生变化，此时以腓骨头的高度作为参照标准（**图 13**）[13]。

3 植入物的骨水泥固定与关闭切口

放松止血带，将术野使用脉冲冲洗器彻底清洗干净，重新将止血带充气，将骨表面擦拭干净后，将各假体部件行骨水泥固定。考虑到感染已经得到控制，使用1~2种5%浓度的敏感性抗生素添加入骨水泥中。

将关节复位，留置负压引流管，关闭切口。

典型病例图像

【病例】 适合手术（术后）

ⓐ 取出假体后的单纯X线正、侧位片。
ⓑ 二期翻修后的单纯X线正、侧位片。
假体取出后安放用ALBC制作的骨水泥间隔物，同时行药物治疗。患肢使用带有加强支柱的膝关节支具固定，随时观察，等待血液化验指标的改善。3个月后选用LCCK假体进行二期置换，股骨远端使用了金属垫块。

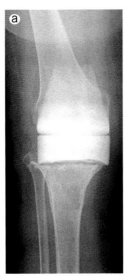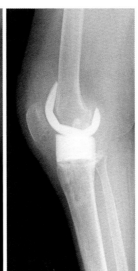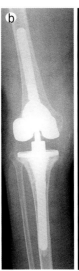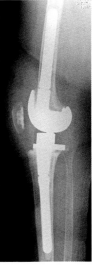

术后康复治疗

　　稳定性好的话可以早期开始关节屈伸锻炼，但是采用V-Y成形术入路的病例需要延迟到3周以后。负重训练要依据骨移植或垫块的使用情况而定，一般2~3周后开始部分负重，6~8周后允许完全负重。抗菌药物的使用要参考术中局部情况与血液化验检查指标，一般持续使用1~2个月。

●文献

［1］ 正岡利紀，ほか．人工関節置換術後感染の疫学．関節外科，2010，29：10-14.
［2］ 新垣　晃．初回人工膝関節置換術後の感染に対する予防と治療．MB Orthop，2010，23：39-45.
［3］ 格谷芳徳．施設別TKA術後感染の治療方針．関節外科，2010，29：64-68.
［4］ 高木理彰，ほか．人工関節術後感染と生体反応．MB Orthop，2010，23：7-16.
［5］ 小林章郎．TKA術後感染の診断．関節外科，2010，29：21-26.
［6］ 小林直実，ほか．人工関節周囲感染における新しい診断法．関節外科，2010，29：76-79.
［7］ LEONE JM, et al. Management of infection at the site of a total knee arthroplasty. J Bone Joint Surg, 2005, 87-A：2336-2348.
［8］ GARVIN KL, et al. Infection following total knee arthroplasty：prevention and management. Inst Course Lectures, 2012, 61：411-419.
［9］ 岡上祐介，ほか．感染人工関節に対する抗生剤含有セメントスペーサーを用いた感染制御．MB Orthop，2010，23：33-38.
［10］ 森　成志，ほか．人工膝関節形成術後感染症に対する治療戦略．整・災外，2012，55：755-764.
［11］ 池内昌彦，ほか．簡便な人工膝関節型セメントスペーサーの作成方法．整形外科，2007，58：1395-1398.
［12］ 西坂文章，ほか．人工関節置換術に関する抗菌薬の使用方法．MB Orthop，2010，23：25-32.
［13］ LASKIN RS. Joint line position restoration during revision total knee arthroplasty. CORR, 2002, 404：169-171.

TKA 术后膝关节假体周围骨折、髌骨骨折、髌腱断裂的手术治疗

新潟大学研究推进机构超域学院教授　**大森　豪**

TKA 术后股骨髁上骨折的分型与手术适应证

病理生理

TKA术后股骨髁上骨折的发生率为0.3%~2.5%，多为摔倒所致，但潜在的诱因还包括股骨假体前方皮质切割、松动，以及骨质疏松、类风湿性关节炎（RA）、激素应用、脑血管疾病等。骨折部位可见严重的骨质疏松表现，远折段多呈屈曲、内翻移位。

分型及治疗方案的制订

骨折分型多采用Lewis & Rorabeck 分型（**表1**）[1]。

制订治疗方案的原则如下。

Ⅰ型：保守治疗。

Ⅱ型：切开复位骨折内固定术。

Ⅲ型：TKA翻修手术。

手术技巧及注意事项

保守治疗时，因长期外固定与卧床所导致的膝关节僵硬或全身并发症也是很棘手的问题，因此有很多医生针对稳定的Ⅰ型骨折也建议积极行切开复位骨折内固定手术。

切开复位骨折内固定手术方法分为两大类：逆行髓内针固定和使用锁定钢板的 MIPO（微创钢板接骨术，minimally invasive plate osteosynthesis）。哪种为首选至今仍存在争议。对于股骨假体部件髁间没有预留孔隙者、远端骨折块难以打入2枚横向交锁螺钉的骨折类型、同侧伴有人工髋关节置换的病例，不作为髓内针固定的适应证。此外，使用锁定钢板即使采用 MIPO 技术创伤仍然很大。

表1　Lewis & Rorabeck 分型

骨折分型	骨折部的移位	股骨假体松动
Ⅰ型	无	无
Ⅱ型	有	无
Ⅲ型	无或有	有

术前准备

◆ 再次确认全身状态

TKA患者多为高龄，所以有必要对是否存在可能影响到麻醉或手术的全身疾病予以详细评估，包括心血管系统疾病、呼吸系统疾病、脑血管疾病、深静脉血栓（DVT）等。

◆ 再次确认TKA假体类别、股骨部件的力线与形态

确认安装的TKA假体种类、型号及形态。髁间没有预留孔隙的股骨假体类型（使用延长柄或髁间封闭类型）及髁间宽度狭窄难以打入逆行髓内针者不作为髓内固定的适应证[2]。另外，同侧已行人工全髋关节置换（total hip arthroplasty，THA）或人工股骨头置换的病例，需要先评估，确定好假体柄的长度（参照**图2c、图2d**）。

手术步骤

◆ 逆行髓内针固定方法

1 膝关节的显露及 髓内针入口部位的确定

2 导针的插入与扩髓

3 插入髓内针与交锁螺钉固定

4 冲洗、关闭切口

◆ 使用锁定钢板的MIPO

1 体位与切口、骨折部显露

2 骨折的整复 难点

3 锁定钢板的放置与固定

4 冲洗、关闭切口

典型病例图像

【病例1】**适合手术（术前）**

70岁，女性，摔倒受伤。Lewis & Rorabeck 分型为 Ⅱ 型，逆行髓内针固定病例。
ⓐ 正位片。
ⓑ 侧位片。

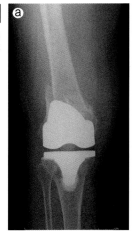
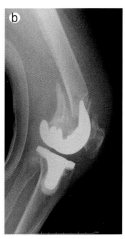

【病例2】适合手术（术前）

73岁，女性，摔倒受伤。Lewis & Rorabeck 分型为 Ⅱ 型，使用锁定钢板的MIPO固定病例。

ⓐ 正位片。

ⓑ 侧位片。

ⓒ 合成断层侧位片。

合成断层片有助于判断股骨假体有无松动。

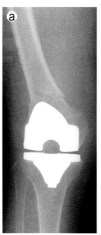
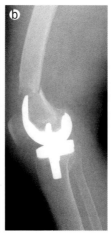
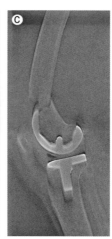

手术技术

逆行髓内针固定方法

1 膝关节的显露及髓内针入口部位的确定 **难点**

取仰卧位，膝下垫以圆枕维持关节屈曲30°~60°位，同时保证正、侧两个方向均可行X线透视（**图1**）。切口也可以采用髌腱纵向劈开入路，但多数情况下术野显露不充分，所以最好沿用TKA原切口将髌骨滑移向外侧使膝关节显露（**图2a、图2b**）。如果有必要，将骨折部位在直视下或X线透视下进行整复，复位后可用克氏针做临时固定。

找到股骨假体的髁间部位，确定髓内针入针点。在X线透视下，髓内针入口在前、后位片上位于髁间窝中点，在侧位片上位于Blumensaat线与髓腔中心延长线的交点处。

手术技巧及注意事项

如果因股骨假体髁间盒状结构的形状及安放位置的影响导致髓内针入口向后方偏移，就将造成骨折固定于过伸位，这一点要引起重视（**图2c、图2d**）。

图1 体位

膝下垫以圆枕维持关节屈曲30°~60°位，同时保证正、侧两个方向均可行X线透视

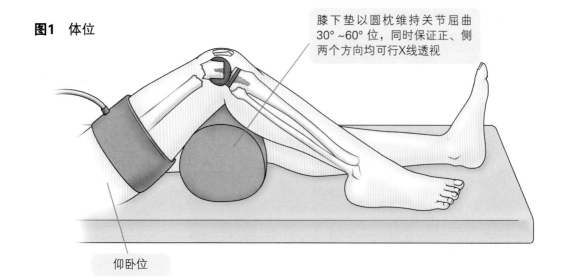

仰卧位

图2 显露及髓内针入口部位的确定

a.皮肤切口

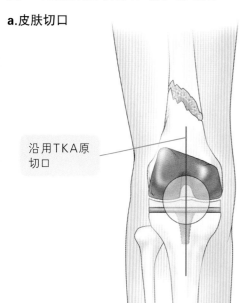

沿用TKA原切口

b.显露

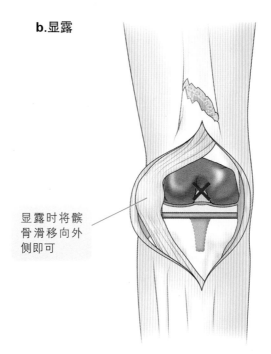

显露时将髌骨滑移向外侧即可

c.X线正位片

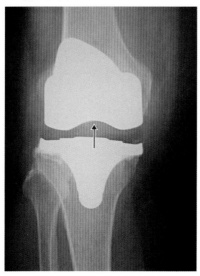

d.X线侧位片

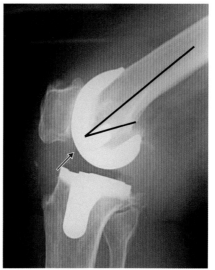

箭头指示为髁间窝中央髓内针入口部位　箭头所示入口部位在Blumensaat线与髓腔延长线的交点处

2 导针的插入与扩髓

从入口部位插入导针，越过骨折部位后再次行X线透视，确认内外翻及旋转力线。

反复扩髓，每次增大0.5mm，最终髓腔锉扩髓要超出预定打入的髓内针直径0.5~1.0mm。

3 插入髓内针与交锁螺钉固定

髓内针要尽量用手小心细致地插入，为了增强髓内针自身的固定作用，髓内针的长度最好能够达到股骨髓腔最狭窄段。

安装配套的靶向定位导向器进行交锁螺钉的固定，骨折近折段用2枚螺钉、

图3 插入髓内针与交锁螺钉固定

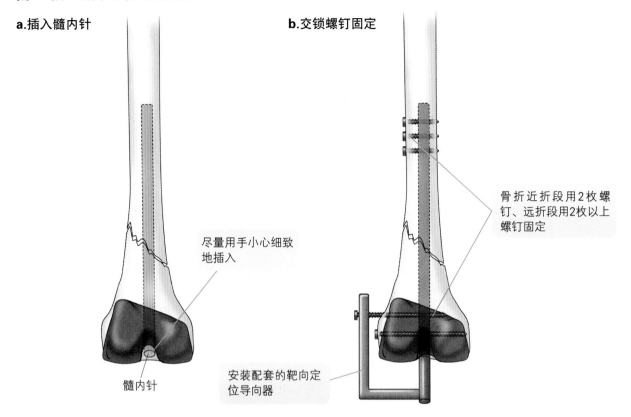

a.插入髓内针

b.交锁螺钉固定

骨折近折段用2枚螺钉、远折段用2枚以上螺钉固定

尽量用手小心细致地插入

髓内针

安装配套的靶向定位导向器

远折段用2枚以上螺钉固定，有的髓内针具有交锁螺钉，可以提供更坚强的固定。最后拧入并锁紧尾端螺帽以防骨长入髓内针腔内（**图3**）。

4 冲洗、关闭切口

彻底冲洗关节腔，目的是预防术后感染和清除关节内异物。放置引流管后关闭切口。

使用锁定钢板的MIPO

1 体位与切口、骨折部显露

取仰卧位膝关节屈曲60°位，同时保证正、侧两个方向均可行X线透视。切口选用常规外侧入路，自Gerdy结节向近端切开8cm，将髂胫束沿纤维走向分开，拉开股外侧肌，显露骨折部位（**图4**）。

2 骨折的整复

骨折部位的整复要耐心细致地操作，根据需要可以应用牵引复位器等。

> **手术技巧及注意事项**
>
> 使用 Schanz 钉固定于骨块辅助复位时，要注意有些病例远端骨折块强度较差，存在骨块碎裂的风险。

图4 皮肤切口

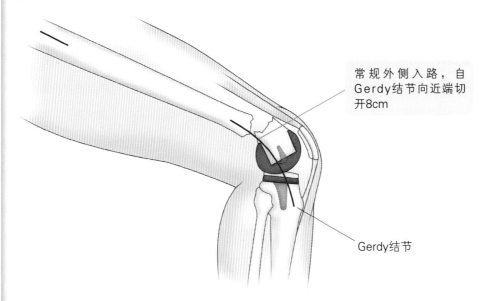

常规外侧入路，自Gerdy结节向近端切开8cm

Gerdy结节

图5 克氏针固定

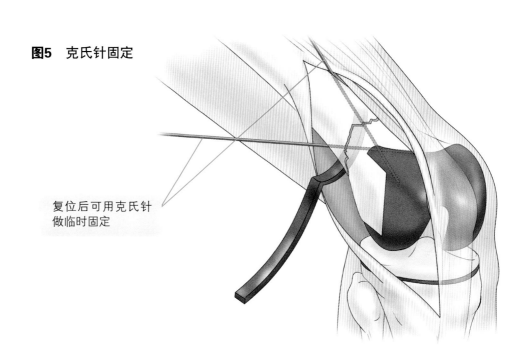

复位后可用克氏针做临时固定

复位后用克氏针做临时固定，透视检查确认内外翻及屈伸、旋转力线情况。

3 锁定钢板的放置与固定

使用骨膜剥离子将骨外侧肌与骨膜表面松解剥离，将锁定钢板经过皮肤切口沿骨膜表面滑入近端，在钢板近端皮肤做小切口调整钢板位置。

钢板放置的理想位置为钢板后缘线平行于股骨髁上后方皮质。此外，钢板的长度以骨折近折段能固定4~5枚螺钉为佳。将钢板用克氏针临时固定于骨干部后，自远端开始进行锁定螺钉固定（**图6**）。

图6 锁定钢板的固定

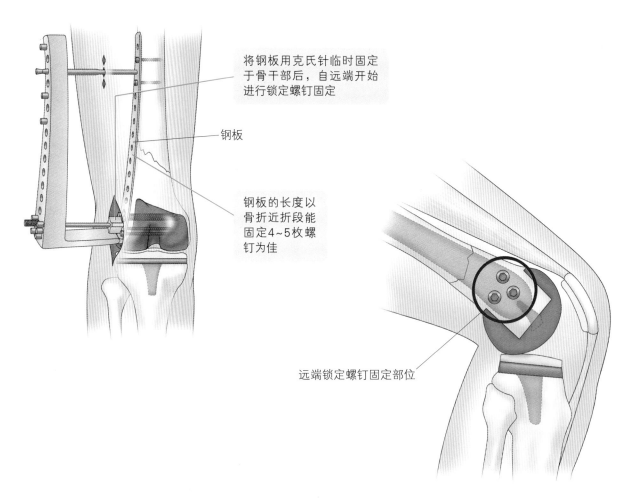

将钢板用克氏针临时固定于骨干部后，自远端开始进行锁定螺钉固定

钢板

钢板的长度以骨折近折段能固定4~5枚螺钉为佳

远端锁定螺钉固定部位

4 冲洗、关闭切口

将骨折部位彻底冲洗干净后，放置引流管，关闭切口。

典型病例图像

【病例1】**适合手术（术后）**

打入逆行髓内针。
ⓐ 正位片。ⓑ 侧位片。

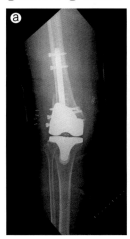 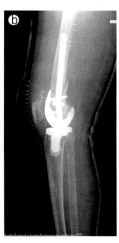

【病例2】**适合手术（术后）**

使用锁定钢板的MIPO。
ⓐ 正位片。ⓑ 侧位片。

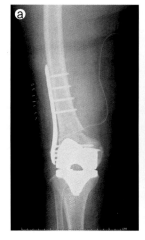 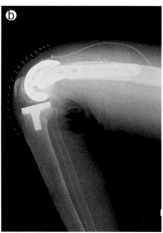

术后康复治疗

无论采用哪种术式，均于手术次日开始使用持续被动活动（continuous passive motion, CPM）机进行关节屈伸训练，并开始直腿抬高练习。患肢负重要求：如果手术后得到坚强固定，则次日开始允许部分负重，实际上受高龄及骨质疏松等的影响，大部分病例多在术后2~3周才开始部分负重。

TKA 术后髌骨骨折

病理生理

文献报道TKA术后髌骨骨折的发生率为0.6%~3.2%，其中行髌骨置换的病例占绝大多数，同时也指出骨折的发生与外侧支持带松解后的骨坏死样改变、类风湿或骨质疏松症导致的骨脆性增加密切相关。

分型与治疗方案的确定

临床上主要依据Keating分型来确定治疗方案（**表2**）[3]。

针对Ⅰ型、Ⅱa型骨折采用保守疗法可以获得良好的临床效果。Ⅱb型及Ⅲ型骨折则具备手术治疗指征，但因骨折愈合不良、感染等原因导致较多病例临床疗效不佳，所以临床上也有人认为，只要能保留一点伸膝功能，即使残存一定的功能障碍，对Ⅱb型及Ⅲ型骨折也推崇保守疗法。

手术步骤

1 张力带钢丝法

2 包含伸膝装置重建的髌骨成形术

表2 Keating分型

骨折分型	骨折线方向	伸膝装置损害	髌骨假体松动
Ⅰ型	纵	无	无
Ⅱa型	横	有（间隙<1cm）	无
Ⅱb型	横	有（间隙≥1cm）	无
Ⅲ型	横或纵	无	有

1 张力带钢丝法

未行髌骨置换TKA的髌骨骨折病例，处理方法与常规的髌骨骨折类似，采用张力带钢丝固定即可。行髌骨置换的病例，Ⅱb型可以采用张力带钢丝固定法，但为了避开髌骨假体，克氏针的植入位置相对表浅，要注意防止克氏针从髌骨表面切出（**图7**）。

2 包含伸膝装置重建的髌骨成形术

Ⅲ型骨折因为存在髌骨假体的松动，所以除了需要进行骨折内固定外，还必须行假体的翻修手术，手术操作极为繁杂，所以有时仅行假体取出，同时做包括骨折内固定及伸膝装置重建在内的髌骨成形术。

另外，当骨折高度粉碎，残留骨量较少时，即使知道术后将残留很大的功能障碍，也只能接受髌骨摘除、伸膝装置重建的治疗方法。

图7 张力带钢丝法

a.髌骨骨折　　　　　　　　**b.复位**　　　　　　　　**c.张力带钢丝固定**

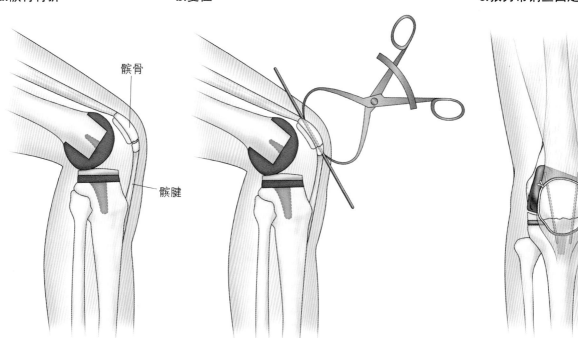

髌骨

髌腱

术后并发症及处理对策

文献报道，TKA术后髌骨骨折手术治疗感染的发生率很高，为6.2%~30.7%，因此对抗菌药物应用等术后管理一定要予以充分重视。

TKA 术后的髌腱断裂

病理生理

　　TKA病例出现髌腱断裂的较为少见，文献报道发生率在1%以下。术中出现的断裂多半是因为髌骨的强制翻转或髌腱的过度剥离，大部分表现为胫骨粗隆止点的撕脱。

　　TKA术后发生的髌腱断裂除了摔倒或暴力过屈等外伤原因外，长期应用激素或RA患者中也有很多无明确诱因发生断裂的病例。髌腱部分断裂者多数残留有直腿抬高的功能，可选择保守治疗；完全断裂者保守治疗效果不佳，需要采取手术治疗。

治疗方案的选择

　　肌腱实质部的断裂可以采用直接缝合修复，胫骨粗隆部位的撕脱则可根据情况选择直接缝合、缝合锚钉修复或挤压钉固定。但是，单纯采用上述方法不能获得足够的强度，还需要辅助下面介绍的增强修复技术。

手术步骤

1 采用张力带钢丝法的修复术（Abril法）

2 使用半腱肌腱的肌腱增强术（Cadambi-Engh法）

3 使用人工韧带的肌腱增强术

典型病例图像

【病例】**适合手术（术前）**

63岁，女性，类风湿性关节炎。TKA术后3周发病，无外伤史。因患肢存在部分伸膝功能，实施了保守治疗。

ⓐ TKA术后1周。
ⓑ 发生髌腱断裂后。

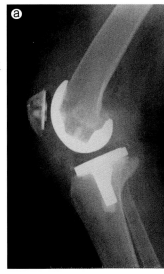
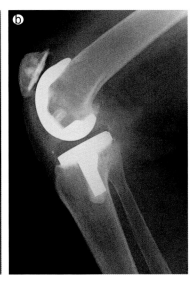

手术技术

1 采用张力带钢丝法的修复术（Abril法）[4]

　　适用于TKA术中髌腱断裂或髌腱新鲜断裂病例。将断裂的肌腱采用Bunnel法进行缝合，并将其牵拉入胫骨粗隆近端制作的骨沟内行腱骨固定。然后在屈膝45°位，在髌骨近端与胫骨粗隆之间使用钢丝张力带行"8"字形固定（**图8**）。

　　术后无须外固定，可直接开始直腿抬高训练（straight leg raising, SLR），允许负重行走。膝关节屈曲限定在45°之内，术后3个月拆除张力带钢丝，循序渐进地开始关节屈伸活动训练。

2 使用半腱肌腱的肌腱增强术（Cadambi-Engh法）[5]

　　在髌骨远端制作直径5mm的骨隧道，将保留在胫骨止点附着部的半腱肌腱自内向外穿过髌骨骨隧道后再缝合至胫骨止点处。移位肌腱的张力控制在屈膝90°肌腱不过度紧张的程度（**图9**）。

图8　采用张力带钢丝法的修复术（Abril法）

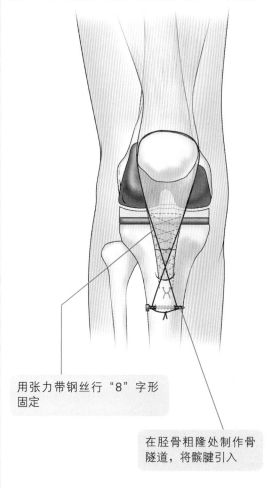

用张力带钢丝行"8"字形固定

在胫骨粗隆处制作骨隧道，将髌腱引入

图9　使用半腱肌腱的肌腱增强术

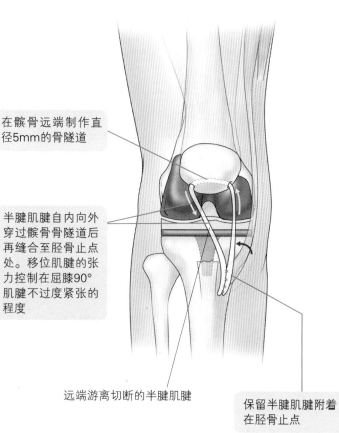

在髌骨远端制作直径5mm的骨隧道

半腱肌腱自内向外穿过髌骨骨隧道后再缝合至胫骨止点处。移位肌腱的张力控制在屈膝90°肌腱不过度紧张的程度

远端游离切断的半腱肌腱

保留半腱肌腱附着在胫骨止点

术后膝关节伸直位固定6周，6周后开始0°~60°的屈曲训练，3个月后患肢着硬性支具循序渐进地进行膝关节活动范围训练。

3 使用人工韧带的肌腱增强术[6]

使用Leeds-Keio人工韧带，在髌骨近端穿过股四头肌腱后，在髌骨前方行"8"字形交叉，通过胫骨粗隆髌腱附着部远端的骨隧道后，于外侧胫骨前肌下方使用挤压螺钉固定（**图10**）。在髌骨前方交叉的目的是为了防止髌尖向前方上翘。

术后无须外固定，可以早期使用CPM机行关节屈伸活动训练。

图10 使用人工韧带的髌腱重建术

a.髌腱断裂　　　　　　　　　　　　　　**b.人工韧带增强**

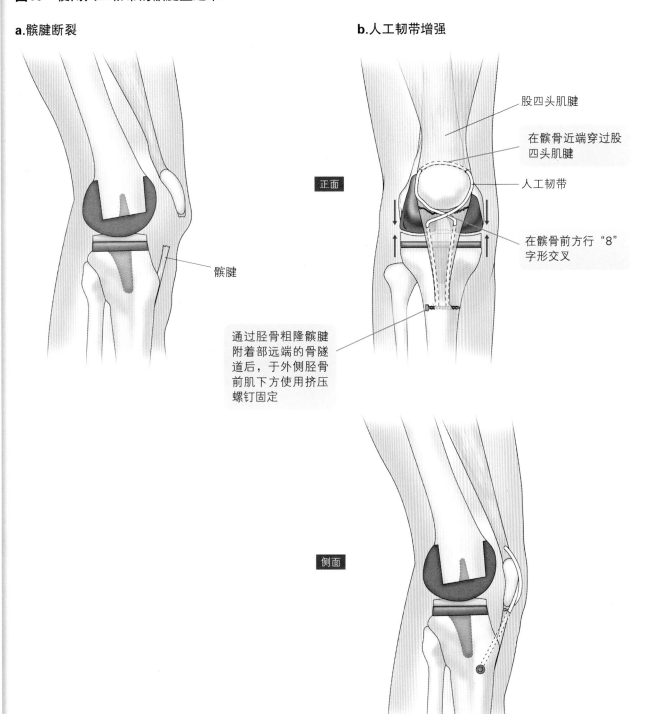

股四头肌腱

在髌骨近端穿过股四头肌腱

人工韧带

在髌骨前方行"8"字形交叉

正面

通过胫骨粗隆髌腱附着部远端的骨隧道后，于外侧胫骨前肌下方使用挤压螺钉固定

髌腱

侧面

●文献

[1] RORABECK CH, TAYLOR JW. Classification of periprosthetic fractures complicating total knee arthroplasty. Orthop Cin North Am, 1999, 30 : 209-214.

[2] 内野正隆，占部　憲，ほか．人工膝関節周囲骨折の治療．MB Orthop, 2011, 24 : 65-70.

[3] KEATING EM, HAAS G, et al. Patella fracture after post total knee replacements. Clin Orthop Relate Res, 2003, 416 : 93-97.

[4] ABRIL JC, ALVAREZ J, et al. Patellar tendon avulsion after total knee arthroplasty. J Arthroplasty, 1995, 10 : 275-279.

[5] CADAMBI A, GERARD A, et al. Use of a semitendinosus tendon autogenous graft for rupture of the patellar tendon ligament after total knee arthroplasty. J Bone Joint Surg, 1992, 74-A : 974-979.

[6] FUJIKAWAK, MATSUMOTO H, et al. Reconstruction of the extensor apparatus of the knee with the Leeds-Keio ligament. J Bone Joint Surg, 1994, 76-B : 200-203.

人工膝关节置换术

人工膝关节置换术后下肢深静脉血栓（DVT）的诊断与治疗

近畿大学医学部骨科　**中川晃一**
近畿大学医学部骨科教授　**赤木将男**

人工膝关节置换术后下肢深静脉血栓

肺栓塞（pulmonary embolism, PE）是人工关节置换术后危及生命的严重并发症，而深静脉血栓（deep vein thrombosis, DVT）则是导致PE的主要原因。

作为TKA术后并发症之一的DVT可以分成有症状性和无症状性两大类，有症状性的DVT应予以对症治疗，而对于无症状性DVT在发现后治疗与否目前还没有定论。

发生率

据2008年11月修订出版的《日本骨科学会静脉血栓预防指南》[1]记载，日本TKA术后静脉血栓栓塞症（venous thromboembolism, VTE）的发生率为50%~60%，中枢型血栓的发生率为10%~15%。此项调查中没有出现PE死亡病例，因此无法统计致死性PE的发生率。

但是，中枢型血栓的发生率与欧美的报道基本一致。依据在日本实际发生的TKA术后PE死亡病例的散在报道，可以预测到即使不做VTE的预防治疗，日本PE的死亡率也应该在欧美的下限（0.1%~0.2%）。

诊断

DVT的诊断一般采用超声、CT造影、静脉造影等影像检查方法。此外，纤溶系统分子标记物D-二聚体的检测也可作为DVT的辅助诊断手段，本章重点介绍TKA术后DVT的诊断。

◆ 临床表现

DVT最常见的临床症状为下肢的疼痛和肿胀，由于血栓发生部位、进展速度、侧支循环的有无等不同，临床症状轻重不一。局灶性的静脉血栓如果是不完全闭塞型或具有充分的侧支循环，一般很少有临床症状。在TKA术后即使不发生DVT也存在这些症状，因此，单纯靠临床症状来推测DVT存在与否是非常困难的。

物理检查手段有以下两种。Homans试验（**图1**）：轻压膝关节并将踝关节背屈时出现腓肠肌部位疼痛为阳性。Lowenberg试验（**图2**）：用血压计袖带捆扎于小腿部位并施加100~150mmHg的压力时诱发疼痛为阳性。DVT时可表现阳性但特异性很低。

◆ 血液检查

现阶段D-二聚体的检测实用性较高。文献报道TKA术后第7天D-二聚体检测值超过10μg/mL的病例，强烈提示存在DVT（敏感度94.4%，特异性90.0%）[2]。

只是这一方法无法对术后第7天之前的DVT做出评判，而且即使术后第7天D-二聚体检测值超过10μg/mL，强烈提示存在DVT，也无法对血栓部位、大小及继发PE的风险做出预测。

但是术后第7天检测D-二聚体的方法实施简单，损伤小，可作为筛查的有效手段，期待在将来能有进一步的研究。

此外，也有人探讨把FDP（纤维蛋白分解产物）、可溶性纤维蛋白单体复合物、凝血酶-抗凝血酶复合体（TAT）等也作为筛查及诊断指标，但报道病例较少，仅限定于能做快速测定的个别医疗机构使用，至少在现阶段还缺乏实用性。

图1 Homans试验

轻压膝关节并将踝关节背屈时出现腓肠肌部位疼痛为阳性。

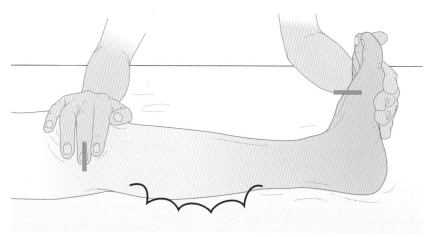

图2 Lowenberg试验

用血压计袖带捆扎于小腿并施加100~150mmHg压力时诱发疼痛为阳性。

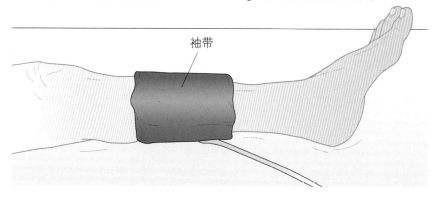

袖带

◆ 影像诊断

◎超声检查

目前，超声检查已经成为DVT筛查的金标准。

下肢静脉的超声检查在小腿静脉DVT的检出率上要优于其他检查方法（**图3、图4**），但探测膝关节水平稍偏上方的股静脉远侧段则较为困难。腹股沟部位的股静脉（**图5**）可清晰显示，而腹股沟韧带近侧的髂外静脉至髂总静脉段则探测困难，诊断效果不如CT造影。

所以，可以说超声检查的最佳部位为小腿至胸窝段静脉及股静脉近段[3]，如果怀疑其他部位静脉存在血栓则有必要进行CT造影等检查。超声检查一般通过检测是否存在被称为内部血栓回声的高辉度影像及超声探头压迫后血管塌陷情况来做出有无血栓的诊断，再结合彩色多普勒检查可以得到更高的诊断率。新的超声检查技术——组织弹性成像法可以根据图像颜色来判断新鲜血栓（红色）、玻璃样变血栓（绿色）及机化后血栓（蓝色）[4]。

◎CT造影

采用CT造影检查DVT，可以比较清晰地显示胸静脉以上直径较大静脉内的充盈缺损，敏感度及特异度很高，分别为97%与100%[5]。另外，它也是肺血栓栓塞症（PTE）不可或缺的检查手段，有很高的临床实用价值。

但是，DVT很多是从比目鱼肌静脉等较细的静脉开始形成的，对这些部位的准确诊断则需要做静脉造影。另外，TKA术后人工关节的伪影也导致了人工关节周围静脉血栓的诊断困难。

图3　小腿超声检查
在坐位、小腿下垂状态下实施。

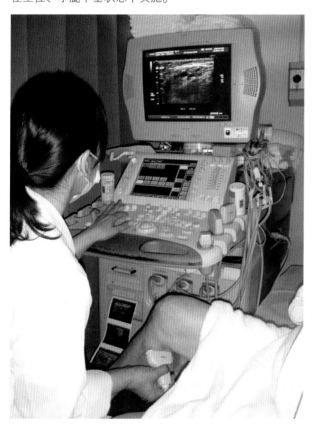

图4　不能坐立时的小腿超声检查
在仰卧位、小腿下垂状态下实施。

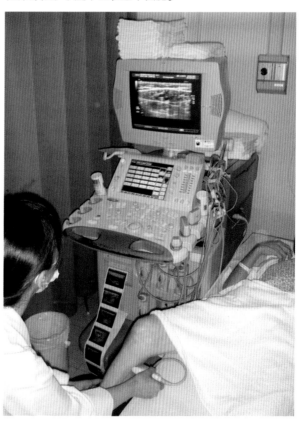

◉静脉造影

静脉造影一直是DVT诊断的金标准，从足背静脉注入造影剂，对身体创伤不大，可以对肌支等细小静脉内血栓做出准确诊断，是目前不可或缺的检查手段。但要注意的是股深静脉及胫前、胫后静脉经常不显影。

另外，TKA术后病例在正位片上静脉与人工关节影像重叠而无法评估，需要拍摄斜位片或侧位片进行观察。

◉^{125}I–纤维蛋白原摄取试验（^{125}I–fibrinogen uptake test）

^{125}I–纤维蛋白原摄取试验是通过检查血栓中放射性^{125}I来明确有无血栓的一种诊断方法，但也存在因炎症等导致的假阳性，对DVT诊断的敏感度文献报道结果差异较大，为40%~90%不等。

◉MR静脉成像

有文献报道，在血流较快的大腿至骨盆内静脉区域，MR静脉成像与静脉造影比较在诊断率上基本相同[6]。但在血流较慢的小腿部位则需要使用造影剂。同时也存在以下缺点：与CT检查一样，人工关节周围受伪影影响而使诊断困难；MR自身检查需要时间较长；目前日本还不能随意实施此项检查等。但是，如果上述问题能够得到解决，就不用担心放射线辐射的问题。期待以后MR静脉成像能够取代CT检查。

图5 大腿、腹股沟区的超声检查
在仰卧位实施。

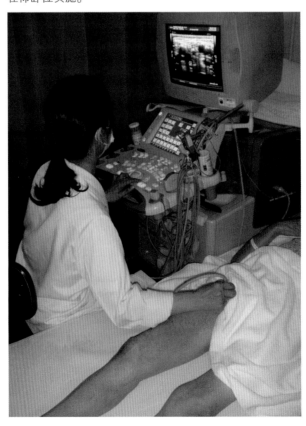

治疗策略

针对DVT的最基本治疗即抗凝治疗。抗凝治疗具有防止血栓进一步进展、降低DVT的再发率及与其相关的死亡率的作用。治疗的延误将直接导致预后不良，因此只要怀疑本症就要开始进行抗凝治疗。目前，在日本可以使用的抗凝药物有低分子量肝素和华法林，2011年磺达肝癸钠也开始投入临床使用。

除此之外，本书也将溶栓治疗及导管介入治疗等需要与其他科室联合实施的治疗方法做一简单叙述。

抗凝治疗

◆ 普通肝素

急性期首先给予普通肝素单次静脉快速注射5 000IU，然后持续静脉滴注低分子量肝素500~1 000IU/h。给药开始6h后检测部分凝血活酶时间（activated partial thromboplastin time, APTT），调整给药剂量，控制APTT在正常值的1.5~2.5倍。调整时每天药量的增减为2 000~3 000IU，药量变更时每隔6h检测一次APTT，如果连续两次APTT检测值在预期范围内，此后可改为每天检测一次APTT。

另外，普通肝素也可以采用每日2次皮下注射的方式给药，采用这种给药方式也需要先单次静脉快速注射5 000IU，然后再开始17 500IU、每日2次皮下注射，控制APTT在正常值的1.5~2.5倍。APTT的检测要在两次给药的中间时间进行。当华法林达到稳态药浓度时，就可以停用低分子量肝素。

◆ 华法林

在开始用普通肝素或磺达肝癸钠治疗的同时口服华法林。以前为了达到治疗浓度，采用负荷剂量，给予高剂量（10~20mg/d），现在一般直接采用维持剂量（3~5mg/d）口服。

凝血酶原时间国际标准化比值（prothrombin time–international normalized radio, PT–INR）连续2d在1.5~2.5时停用普通肝素。华法林容易受到饮食或其他药物的影响，因此必须定期监测。慢性期时华法林的用药持续时间要依据导致DVT的危险因素种类来确定。对于因手术或临时性卧床等一过性危险因素所导致的DVT初发病例，持续用药3个月即可。治疗停止后复发的DVT病例则需要长期的抗凝治疗[7]。

◆ 磺达肝癸钠

在磺达肝癸钠出现之前，日本国内对于急性DVT主要采用普通肝素进行抗凝治疗，但是普通肝素需要监测凝血功能来调整用量，而磺达肝癸钠是全化学合成的Ⅹa因子阻断剂，可依靠用药剂量达到稳定的抗凝效果，具有无须血液指标监测、仅根据体重调节用量、使用方便的特点。另外，理论上发生下文谈到的肝素诱导性血小板减少症（heparin induced thrombocytopenia, HIT）的可能性也会大大降低[8]。

具体用药方法：体重不足50kg者5mg、50~100kg者7.5mg、100kg以上者10mg，皮下注射给药。但是，肌酐清除率小于30mL/min的患者禁用本药，体重超过100kg且肌酐清除率超过30mL/min、低于50mL/min的患者，建议每天用量减为7.5mg。

与普通肝素同样，当华法林达到稳态血药浓度时停用磺达肝癸钠。

治疗要点及注意事项

抗凝治疗最主要的并发症即出血。

普通肝素用药过程中

普通肝素的半衰期很短，为60min，停止给药后药效会快速减弱，绝大部分的出血通过停用肝素、局部压迫与适当输血均可解决。但是，如果出现危及生命的大出血时，则需要使用硫酸鱼精蛋白进行中和。如果是在静脉注入肝素几分钟之内使用，则每100IU肝素需要1mg硫酸鱼精蛋白中和，否则就需要根据肝素半衰期情况来推算硫酸鱼精蛋白的用量。在硫酸鱼精蛋白给药前、后及给药2h时检测APTT，以判定中和效果。硫酸鱼精蛋白快速推注会引起血压下降，所以静脉给药须缓慢推注，时间不少于10min。

HIT是肝素治疗除出血之外的又一并发症，在使用肝素时需每天检测血小板值，血小板数量低于10万/μL或不足之前测量数值的50%时，则疑诊HIT，通过检测HIT抗体来明确诊断。治疗原则：停用肝素，选用其他替代的抗凝药物。这时可使用选择性抗凝血酶药物阿加曲班。

磺达肝癸钠用药过程中

磺达肝癸钠用药过程中发生出血时，因为目前尚没有中和的药物，只能在停用磺达肝癸钠的基础上，根据具体情况选择外科止血、新鲜冻干血浆输注或血浆替换等治疗措施。

因出血停止抗凝治疗过程中，如果出现了中枢性的DVT，在允许重新开始抗凝治疗之前，可考虑在下腔静脉内放置临时滤网。

华法林用药过程中

华法林用药过程中发生出血，要停用华法林直到出血终止。出血危及生命且伴有PT-INR延长的情况下应输注血浆补充凝血因子，并给予维生素K 10~25mg。出血未危及生命但伴有PT-INR明显延长病例，可皮下注射维生素K 5mg。

溶栓疗法

使用尿激酶或组织纤溶酶原激活物（t-PA）进行溶栓治疗，可比抗凝治疗更快速地改善循环状态，但费用高、出血风险大，所以应慎重选择其适应证。使用时应委托循环内科医生实施。

虽然尿激酶可以作为DVT的治疗用药，但它并非特异性血栓治疗药物，且药物浓度较低，全身用药不如下文叙述的经导管溶栓治疗（catheter-directed thrombolysis, CDT）效果好。

导管介入治疗

当血栓脱落存在引发重症PE风险时，下腔静脉滤网就具备了安放指征。安放滤网后可以将导管插入深静脉血栓中，将尿激酶直接注射入血栓内进行CDT治疗。这样可以在短时间内获得血栓消失或缩小的临床效果，临时性滤网取出后也不需要留置永久性滤网。

另外，也可以通过导管进行血栓抽吸治疗。

切开取栓术

近年来，随着血管外科领域导管介入治疗的发展，在髂外静脉血栓治疗上，导管介入治疗的应用已经远远多于手术切开取栓而占据主导地位。

选择手术切开取栓还是导管介入治疗，要根据所在医疗机构的设施与技术情况而定。手术切开取栓的适应证主要包括以下几种：①不具备导管穿刺技术；②溶栓治疗失败或溶栓不充分；③抗凝治疗禁忌（孕妇、术后患者、外伤患者等）。

无症状性DVT

对于术后1周时超声筛查DVT阳性的病例，本科以前均参照《美国胸部疾病会议（American college of chest physicians，ACCP）指南》（第8版）[9]给予华法林治疗。然而，无论手术后是否实施抗凝治疗，在术后1周的超声检查中DVT发生率都为40%左右，这些病例都给予了华法林治疗至术后3个月，其中1例患者为TKA术后无症状性的比目鱼肌肌支静脉血栓，在采用华法林治疗过程中出现后腹膜血肿，患者处于休克状态。经维生素K及输血治疗后才挽回患者生命（**图6**、**图7**）。

局限于小腿的DVT诱发PE的病例非常少见，导致PE的绝大部分原因为下肢近端血栓。由此看来，TKA术后发现的无症状性血栓全部予以抗凝治疗并不合适。

《ACCP指南》（第9版）[10]中也提出，无症状性孤立性小腿DVT无须治疗。但也有意见认为即使在小腿部位，下述类型血栓仍应进行抗凝治疗：①向近端延伸风险较大的血栓（长度>5cm、多发病灶、最大直径在7mm以上）；②恶性肿瘤活动期；③VTE再发病例。但这些目前还不能作为抗凝治疗的绝对指征。

图6　无症状性DVT的超声影像
77岁女性。
左下图为TKA后左小腿超声影像，可见比目鱼肌肌支静脉血栓。压迫后静脉管腔不塌陷。

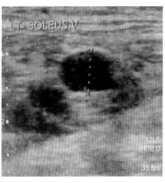
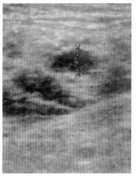

未压迫时　　　　　　压迫时

图7　华法林治疗中发生后腹膜血肿病例（与图6为同一患者）
腹部CT造影，可见左后腹膜血肿（圆圈标记处）。

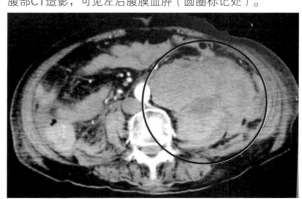

术后DVT的治疗展望

　　TKA术后DVT的发生率较高，现阶段对筛查发现的无症状性DVT，从费用、疗效性价比及合并出血并发症等角度考虑，不建议常规行抗凝治疗。《ACCP指南》则推荐对DVT采取预防性治疗措施。

　　总的来说，通过提高手术技术，开展早期康复，同时结合适当的抗凝治疗等多项举措相结合，有效降低DVT发生率才是最为关键的。

●文献

［1］日本整形外科学会肺血栓塞栓症／深部静脉血栓症（静脉血栓塞栓症）予防ガイドライン改訂委員会．人工膝関節置換術//日本整形外科学会静脉血栓塞栓症予防ガイドライン，東京：南江堂，2008：49-52.

［2］SHIOTA N, SATO T, et al. Changes in LPIA D-dimer levels after total hip or knee arthroplasty relevant to deep-vein thrombosis diagnosed by bilateral ascending venography. J Orthop Science, 2002, 7：444-450.

［3］榛沢和彦．B画像診断:①超音波//静脉血栓塞栓症予防ガイドブック，東京：南江堂，2010：61-69.

［4］清水一寛，櫻井岳史，ほか．新技術超音波エラストグラフィを用いた深部静脉血栓の弾力性の検討．Ther Res, 2006, 27：1103-1106.

［5］LOUD P A, KATZ D S, et al. Deep venous thrombosis with suspected pulmonary embolism：detection with combined CT venography and pulmonary angiography. Radiology, 2001, 219：498-502.

［6］TAPSON V F, CARROLL B A, et al. The diagnostic approach to acute venous thromboembolism. Clinical practice guideline. American Thoracic Society. Am J Respir Crit Care Med, 1999, 160：1043-1066.

［7］肺血栓塞栓症および深部静脉血栓症の診断・治療・予防に関するガイドライン（2009年度改定版）.http：//www.j-circ.or.jp/guideline/pdf/JCS2009_andoh_h.pdf.

［8）AMIRAL J, LORMEAU J C, et al. Absence of cross-reactivity of SR90107A/ORG31540 pentasaccharide with antibodies to heparin-PF4 complexes developed in heparin-induced thrombocytopenia. Blood Coagul Fibrinolysis, 1997, 8：114-117.

［9］KEARON C, KAHN S R, et al. Antithrombotic therapy for venous thromboembolic disease：American College of Chest Physicians Evidence-Based Clinical Practice Guidelines (8th Edition). Chest, 2008, 133：454S-545S.

［10］KEARON C, AKL E A, et al. Antithrombotic therapy for VTE disease：Antithrombotic Therapy and Prevention of Thrombosis, 9th ed：American College of Chest Physicians Evidence-Based Clinical Practice Guidelines. Chest, 2012, 141：e419S-e494S.

人工膝关节置换术后关节僵硬的诊断与治疗

阪和第二泉北医院阪和人工关节中心　　　**渭川彻秀**
阪和第二泉北医院阪和人工关节中心主任　**格谷义德**

TKA与术后关节僵硬

◆ 膝关节日常活动与屈曲角度

　　TKA的目标是在重建无痛、稳定的膝关节的同时，获得足够的关节活动度，以最大限度地恢复膝关节的功能。日常生活（ADL）所必需的膝关节屈曲角度：步行或上下坡只需90°以下，上下台阶需要90°~120°，入浴时约需135°（**表1**）[1]。

　　已有数篇文献报道了关于TKA术后未能获得足够的关节活动度而引起关节功能障碍的病例。针对此症的定义标准并不统一。Nichols[2]等定义为膝关节屈曲挛缩25°以上，关节活动范围小于45°；Christiensen[3]等定义为关节活动范围小于75°；最近Yercan[4]等的报道中定义为关节屈曲挛缩10°以上，关节活动范围小于95°。

　　而在日本，因为生活方式要求更大范围的关节活动度，所以考虑将TKA术后功能受限定义为小于90°。

◆ 关节僵硬的膝关节翻修手术

　　Pariente[5]等报道了在梅奥诊所实施的5 714例TKA中，膝关节活动范围小于90°的病例占6.9%，1%需要行翻修手术。Yercan[4]等报道了类似的结果，在1 188例后方稳定型（PS型）TKA手术中，发生关节僵硬的比例占5.3%，0.84%需要行

表1 Keating分型

动作	平均膝关节屈曲角度（°）	标准差	活动范围
平地步行	67.4	6.3	59.6~86.7
上坡（5°）	64.5	7.7	54.2~83.1
下坡（5°）	72.1	8.2	57.5~93.9
上台阶	98.5	10.3	81.3~116.9
下台阶	97.3	8.7	75.9~112.0
坐矮凳*	101.7	11.9	72.3~119.2
从矮凳*坐位站起	104.9	9.5	83.1~122.9
坐常规椅子**	99.0	11.4	70.5~113.8
从常规椅子**坐位站起	99.3	10.1	74.0~112.0
进入浴缸*	131.0	13.4	103.0~151.8
从浴缸出来	138.1	13.6	106.6~164.4

*：高度38cm。**：高度46cm。

（引用自文献[1]）

翻修手术。综合起来看，严重关节僵硬病例的翻修手术率较低，在1%以下。到目前为止，即使在病例数较多的欧美地区，也没有关于其定义、病因、诊断、治疗等明确的循证医学报道。

在日本，基本没有关于TKA术后重度关节僵硬的报道，考虑原因如下：一方面，本症的发生率很低；另一方面，如果没有疼痛或明显的日常生活功能障碍，患者一般不愿接受二次手术治疗，因而实施翻修手术的机会不多。本院没有因为关节僵硬而实施手术治疗的临床经历，几所患者集中的医疗机构也是仅有几例散发病例的治疗经验。

因此，笔者在查阅本症相关文献的基础上，总结概括了人工膝关节置换术后重度关节僵硬的诊断与治疗方法。

TKA术后关节僵硬的病理生理

TKA术后关节僵硬是治疗较为棘手的并发症，但因为诱发因素太多，难以追根溯源，做到精准的病因诊断。为了制订切实可靠的治疗方案，必须尽最大努力做好鉴别诊断，明确病因。

◆ 感染
● 诊断（排除诊断）

不管是否做了积极的康复训练，只要是逐渐发展的关节活动受限病例就不能忽视感染的可能性。主要依据局部发热、肿胀等体格检查所见，结合血液检查、关节液培养结果做出诊断，细菌培养检查尤其必要，且需反复多次实施，同时不能忽视厌氧菌、真菌的培养检查。

推荐在关节镜下做滑膜活检，行组织培养及病理检查。其可作为终极手段，彻底排除感染的可能性。

● 治疗

一旦明确感染诊断，多数病例需要取出假体，行二期关节置换术，但关节活动度难以获得明显改善，Macheras等[6]的研究提示，翻修手术后6个月平均关节屈曲角度约为105°。

◆ 反射性交感神经营养不良（reflex sympathetic dystrophy，RSD）
● 诊断

没有确切的检查手段，综合分析复杂多样的临床表现来做出诊断。典型病例除了疼痛、关节僵硬外，常常伴有血管张力调节神经功能障碍。在局部主要表现为皮肤感觉过敏、皮肤温度改变、水肿、多汗等，最终将产生皮肤的萎缩性改变。

与伸直相比，关节屈曲活动受限更为显著，X线片上可见到髌骨的骨萎缩表现[7]。

● 治疗

诊断一经确立就应尽早开始治疗，发病6周之内的主要治疗手段为理疗及使用非甾体类消炎镇痛药物。督促患者积极进行负重训练，尽量增加患肢的使用频率。如果病情持续6周以上，采用腰部交感神经阻滞对治疗有一定帮助。

◆ 异位骨化

异位骨化常发生于股四头肌内及髌上囊部位，与髋关节周围组织比较，其发生率要低得多，也很少导致关节活动障碍。治疗上可行异位骨化组织切除，为防止复发可联合应用放射治疗及药物治疗。

◆ 关节纤维化（arthrofibrosis）

关节纤维化是一类病因不确定病症的总称，发病机制不明，是导致TKA术后关节僵硬的最常见原因。关节纤维化往往在关节内特别是伸膝装置周围产生粘连或形成纤维瘢痕组织，导致关节活动障碍。

术后积极的康复训练有助于预防本病的发生，但具体效果如何还缺乏循证医学证据。

手术操作技术问题

手术操作技术导致关节活动受限的原因主要有以下几种。

◆ 骨赘残留

骨赘尤其是股骨髁后方骨赘残留可能导致关节活动受限（**图1**）。安装试模后后髁多余部分骨质要用弯骨刀切除。

◆ 假体位置安放不正常

冠状面、矢状面、旋转角度这三个维度上不管哪一方面出现问题均有可能影响到关节活动功能。

冠状面的力线尤其受到重视，股骨与胫骨侧出现3°左右的误差在临床上并不少见[8]，这种程度的力线异常很少影响到关节的活动度，但如果误差超过3°，不仅会影响到假体的远期疗效[9]，也可能造成关节的活动受限（**图2**）[10]。

矢状面上股骨假体的过伸或过屈位安放从理论上说有可能影响关节的活动范围，但在实际工作中很少发生。而胫骨平台假体的后倾角度对关节活动度影响很大，特别是后交叉韧带保留型假体若后倾角度偏小将导致后交叉韧带过度紧张，屈曲活动受限（**图3**）。

图1　股骨髁后方骨赘残留（箭头所示）

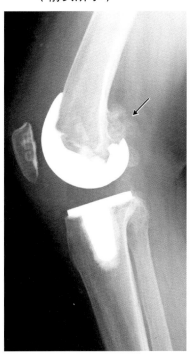

图2　胫骨假体部件放置在内翻位

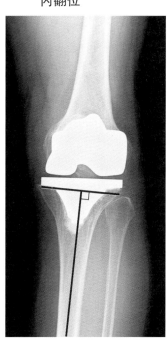

图3　假体型号过大
股骨假体型号过大，胫骨假体后倾角偏小。

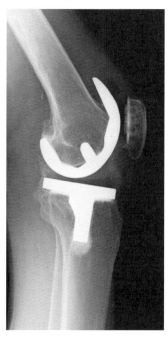

近年来，假体旋转定位对关节活动功能的影响也受到大家重视，Boldt等[11]分析了3 058例TKA手术患者中发生关节纤维化的38例患者，发现与对照组（活动范围正常组）假体旋转安放与通髁线（transepicondylar axis，TEA）基本平行（0.3°±2.3°）相比较，关节纤维化的病例假体基本处于平均内旋4.7°±2.2°的位置。

◆ 伸直间隙与屈曲间隙的不平衡

不仅内、外侧软组织张力不平衡，屈曲、伸直间隙不平衡也是导致关节活动受限的原因。如果伸直间隙狭窄则导致关节伸直受限，屈曲间隙狭窄则造成关节屈曲障碍。

◆ 假体型号大小选择不当

如果股骨假体前后径偏大，在关节屈曲时会因为侧副韧带的紧张而导致屈曲角度受限（**图3**）。而如果胫骨平台部件过小（紧贴前缘放置），屈曲时会发生股骨与胫骨的撞击，使得屈曲活动受限[11]。

◆ 髌股关节匹配不良

髌骨活动轨迹对关节的活动度影响极大，即使髌骨活动轨迹良好，若髌骨整体厚度增加，也会导致髌股关节压力增高，屈曲活动受限[12]。

即使手术操作存在瑕疵，关节活动受限是否确实起因于此也难以确定。实际上在众多关节活动良好的病例中，也经常可以看到存在各种各样的手术瑕疵。

TKA术后关节僵硬的诊断

详细地了解既往史、体格检查、X线检查、血液检查等是必不可少的，同时了解有无既往感染史、外伤史及活动受限出现的时间等也十分重要。

术后早期出现症状的病例可能多数源于手术操作上的问题，而后期出现症状的病例，则更多与感染、RSD、关节纤维化等原因有关。

◆ 体格检查所见

体格检查内容包括皮肤状况、关节有无积液、关节活动度、有无关节不稳定，以及伸膝装置功能状况的评价。皮肤检查要注意观察有无发红、肿胀、皮温增高（评价感染）、RSD体征（出汗异常、皮温低下等）及严重的瘢痕等。

应力位片可以对伸直位的稳定性做出评价，检查评估包括屈曲位在内的软组织平衡的综合状态，评价伸膝装置不单纯是观察活动轨迹，也包括有无弹响、捻发音、活动异常等。

◆ 影像学检查

●X线片

单纯X线检查包括前后位片、侧位片、髌骨轴位片。侧位片可以对股骨假体的大小、矢状面的力线、假体安装位置、胫骨后倾角度、股骨后方骨赘的有无、异位骨化、假体松动、关节线高度、低位髌骨等多项指标做出评估。

●CT

CT检查有助于对假体部件的旋转定位做出评估。股骨假体以髁上轴作为参照指标，胫骨假体以胫骨粗隆作为参照指标（**图4**）。

图4 CT影像对股骨假体旋转安放位置的评估

本病例假体安放位置相对于髁上轴（SEA）成6°内旋状态。

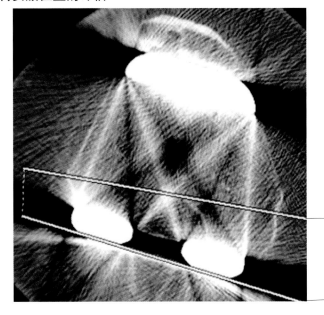

髁上轴
（surgical epicondylar axis）

后髁轴
（posterior condylar axis）

◉血液化验检查

血液化验检查对于感染的诊断是不可或缺的，应进行全血细胞分析、红细胞沉降率及CRP检查。如果关节内有积液，可以穿刺抽取关节液行细胞计数、革兰氏染色及细菌培养。

手术技术

治疗原则

不管哪一种治疗，最难的都是确定开始治疗的时机，基本治疗原则归纳如**图5**所示。首先要排除感染和假体位置安放不良等情况，如果在术后3个月内发病，应积极进行物理治疗，并建议在适宜的时机（6周以内最为理想）实施手法松解治疗。

术后曾经有过良好的关节活动度，而3个月后出现关节活动障碍的病例，物理治疗多无明显疗效，在针对感染、假体破损或松动、伸膝装置的功能、RSD、异位骨化等进行再次评估排除后，对常规治疗无效且不适症状较重的病例可以考虑行关节镜下粘连松解术（**图5**）[13]。

手法松解疗法

◆ **实施时机**

手法松解疗法对最终的ROM改善是否有效目前还存在争论[14, 15]，但在短期内有效这一点可以说是众多临床专家的共识。实施的时机十分重要，要在关节内粘连完全形成之前实施，一般在术后6周之内实施效果最佳。如果在术后超过6周实施，不仅因粘连严重影响效果，而且发生股骨骨折、髌骨骨折、伸膝装置撕裂等并发症的风险也大大增加。

图5 治疗原则

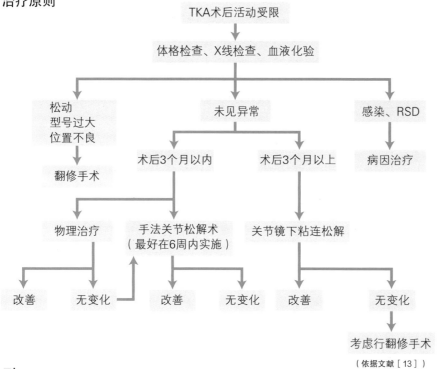

（依据文献［13］）

◆ **麻醉**

为了降低肌肉张力，减少骨折及伸膝装置撕裂的风险，手法松解应该在麻醉下实施。在麻醉方法上，绝大多数文献报道采用的是全身麻醉，但也有使用局部麻醉、硬膜外麻醉或股神经阻滞麻醉方法的[16]。

◆ **手法松解的实际操作**

首先在仰卧位记录膝关节被动活动角度。为了排除感染，必要时可行关节液镜检及细菌培养。用双手握住小腿，将踝关节夹持于腋下，小心缓慢地屈曲膝关节，粘连组织撕开时可以感觉到捻发音，逐渐增大关节屈曲角度。

也可以采用其他的松解方法，如使小腿从完全伸直位自然下落至屈曲位的方法，反复重复这一操作，利用小腿的重量达到逐渐松解粘连的目的。在伸膝位直接向下方或内侧挤压活动髌骨，以松解髌上囊的粘连。反复进行手法操作，直至达到初次手术时达到的膝关节活动范围或者虽反复操作也无法再得到屈曲角度改善为止。

◆ **手法松解术的后续治疗**

手法松解术后，再次测量关节活动范围。术后适宜的镇痛管理是非常重要的，可以留置硬膜外导管24~48h持续镇痛。术后即刻开始CPM训练，为了防止松解后活动度的再次下降，必须进行积极的物理康复治疗。

关节镜下的粘连松解

本法可以在直视下切除引发关节活动受限的纤维瘢痕组织，超过手法松解时机（术后6周）的病例是本法的良好适应证。理论上本法对关节纤维化的病例也应该有很好的治疗效果，但实际工作中疗效并不确定。

临床治疗效果最肯定的是因PF关节周围纤维瘢痕组织增生所导致的髌骨栓系综合征（tethered patella syndrome），本综合征表现为在膝关节屈伸至某一特定角度时出现痛性髌骨弹响或捻轧音，髌骨假体上缘常可见纤维瘢痕组织（髌骨弹响综合征，patella clunk syndrome），有时可在髁间区域与髌骨或脂肪垫之间形成束带。类似这样因为髌骨周围纤维瘢痕组织所导致的关节活动障碍，通过关节镜下切除手术均可获得良好的长期疗效[4, 17-21]。

虽然因为关节内异物（如骨水泥片、骨片等）所造成的关节活动受限发生率较低，但通过关节镜取出也可获得良好疗效。另外，众所周知，PCL保留型假体如果PCL过度紧张也将造成关节活动受限，理论上在关节镜下行PCL松解也会有一定的效果。

翻修手术

◆ 翻修手术的适应证

如果感染诊断明确，一般行假体取出、二期翻修手术。因假体安放位置不良导致关节活动受限也是翻修的适应证。如果未明确原因贸然行翻修手术，不仅难以获得活动度的改善，甚至有可能导致病情恶化。

另外，活动受限膝关节的翻修手术术野显露困难，并发症发生率较高，原则上没有特定的病因不建议行翻修手术。而在临床上可发现很多患者存在各种假体位置不良情况，即使关节活动受限但只要没有疼痛或显著的日常生活不便，患者并不希望行进一步的手术治疗（**图2**、**图3**）。

◆ 确保术野显露

翻修手术时，尽管有时只计划更换其中的某一部件，但也应该把全部的假体部件准备好备用。翻修手术的具体细节不是本章的重点，所以在此略过。活动受限膝关节翻修的最大问题是术野的显露，应尽量避免伸膝装置损伤并发症的发生。根据需要选择特殊的手术入路：股直肌腱斜切（**图6**）、股四头肌腱V-Y成形术（**图7**）、胫骨粗隆截骨（**图8**）等[22, 23]。

◆ 翻修的实际操作

术野显露清楚后，首先切除髌上囊及股骨内外髁部的瘢痕组织，然后行股四头肌腱下方的剥离松解。此时要认真对假体的松动、磨损及包括髌骨活动轨迹在内的伸膝装置做出评估。对实施髌骨置换的病例要测量髌骨的厚度，如果过厚则必须在翻修时行髌骨的追加截骨。

再次评价下肢的力线、屈伸膝间隙是否适宜，如果存在问题，通过术中判断选择更换聚乙烯垫片或软组织的追加松解进行处理。另外，在直视下观察股骨后方，切除瘢痕与残留骨赘。髌骨复位后，如果难以达到满意的屈曲角度，提示因为瘢痕纤维化导致伸膝装置短缩，此时可用11号尖刀在股四头肌腱上做拉花延长术（pie-crusting，**图9**、**图10**）[24]。

图6 股直肌腱斜切

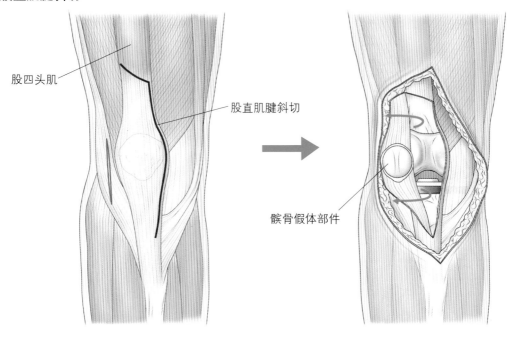

股四头肌

股直肌腱斜切

髌骨假体部件

图7 股四头肌腱V-Y成形术

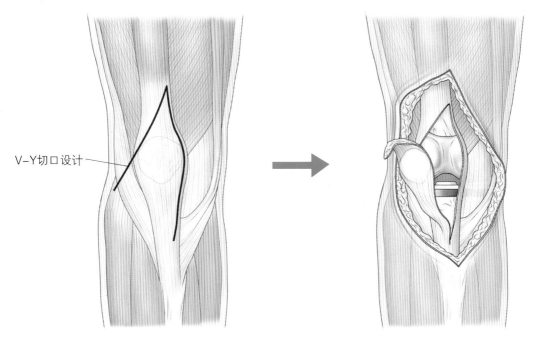

V-Y切口设计

50

图8　胫骨粗隆截骨

a.截骨

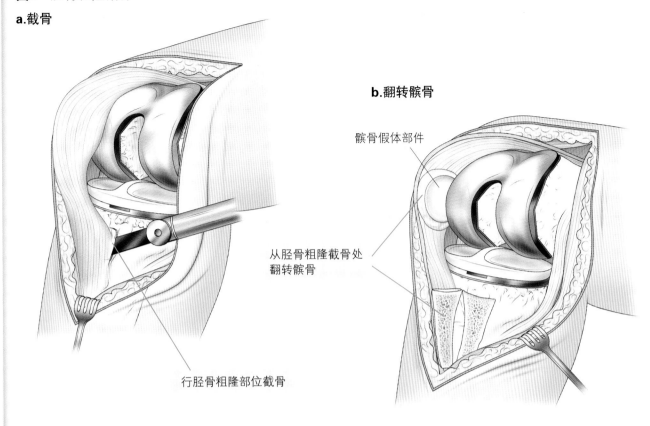

髌骨假体部件

从胫骨粗隆截骨处
翻转髌骨

b.翻转髌骨

行胫骨粗隆部位截骨

图9　股四头肌腱拉花延长术

用11号尖刀在肌腱上做多处小切口以达到延长效果。

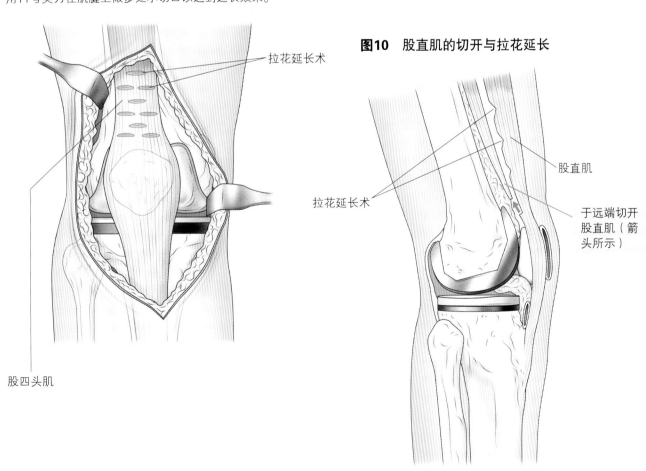

拉花延长术

股四头肌

图10　股直肌的切开与拉花延长

拉花延长术

股直肌

于远端切开
股直肌（箭
头所示）

TKA术后关节僵硬章节小结

TKA术后关节僵硬的致病因素很多，预防仍应放在首位。术前教育与术后早期物理康复治疗的重要性无须赘述，在手术操作技术上，获得屈曲间隙与伸直间隙的平衡、选择适宜型号的假体安放在正确的位置及伸膝装置的妥当处理都是十分重要的。

如果术后发生关节僵硬症状，必须努力阻断并去除致病因素。术后早期病例通过有效镇痛、积极的物理康复治疗多数可以获得一定的关节活动度，病程不满6周者可以在麻醉下行手法松解；病程迁延长期疼痛，导致日常生活受到影响者可以实施手术治疗，但发生率较低。

出现重度膝关节活动障碍的病例，很多不仅难以确定其特定的致病原因，且翻修手术的并发症也颇多，也存在术后活动度无改善甚至加重的可能性。因此再次强调治疗原则——不能确定致病原因的病例就不该实施翻修手术。

●文献

［1］ ROWE P J, MYLES C M, et al. Knee joint kinematics in gait and other functional activities measured using flexible electrogoniometry: how much knee motion is sufficient for normal daily life? Gait and Posture, 2000, 12: 143-155.

［2］ NICHOLS D W, Dorr L D. Revision surgery for stiff total knee arthroplasty. J Arthroplasty, 1990, 5: S73-S77.

［3］ CHRISTIENSEN C P, CRAWFORD J J, et al. Revision of the total knee arthroplasty. J Arthroplasty, 2002, 17: 409-415.

［4］ YERCAN H S, SUGUN T S, et al. Stiffness after total knee arthroplasty: prevalence, management and outcomes. Knee, 2006, 13: 111-117.

［5］ PARIENTE G M, LOMBARDI A V, et al. Manipulation with prolonged epidural analgesia for treatment of TKA complicated by arthrofibrosis. Surg Technol Int, 2006, 15: 221-224.

［6］ MACHERAS G A, KATEROS K, et al. The long-term results of a two-stage protocol for revision of an infected total knee replacement. J Bone Joint Surg, 2011, 93-B: 1487-1492.

［7］ MICHAEL M K, DAVID S H, et al. Reflex sympathetic dystrophy as a cause of poor results after total knee arthroplasty. J Arthroplasty, 1986, 1: 117-124.

［8］ KRACKOW K A. Postoperative period. The technique of kotal knee arthroplasty. St. Louis: CV Mosby Company, 1990: 385-424.

［9］ BEREND M E, RITTER M A, et al. Tibial component failure mechanisms in total knee arthroplasty. Clin Orthop Relat Res, 2004, 428: 26-34.

［10］ KINNER D, DINESH N. Investigation of the painful knee arthroplasty. Orthopaedic and Trauma, 2012, 26（2）: 69-79.

［11］ BOLDT J G, STIEHL J B, et al. Femoral component rotation and arthrofibrosis following mobile-bearing total knee arthroplasty. Int Orthop, 2006, 30: 420-425.

［12］ ALEJANDRO G D. Etiology and surgical interventions for stiff total knee replacements. HSSJ, 2007, 3: 182-189.

［13］ BONG M R, DI CESARE P E. Stiffness after total knee arthroplasty. J Am Acad Orthop Surg, 2004, 12: 164-171.

［14］ FOX J L, POSS R. The role of manipulation following total knee replacement. J Bone

Joint Surg, 1981, 63-A：357-362.

［15］DALUGA D, LOMBARDI A V, et al. Knee manipulation following total knee arthroplasty：Analysis of prognostic variables. J Arthroplasty, 1991, 6：119-128.

［16］PARIENTE G M, LOMBARDI A V, et al. Manipulation with prolonged epidural analgesia for treatment of TKA complicated by arthrofibrosis. Surg Technol Int, 2006, 15：221-224.

［17］CAMPBELL E D. Arthroscopy in total knee replacements. Arthroscopy, 1987, 3：31-35.

［18］DIDUCH D R, SCUDERI G R, et al. The efficacy of arthroscopy following total knee replacement. Arthroscopy, 1997, 13：166-171.

［19］SCRANTON P E. Management of knee pain and stiffness after total knee arthroplasty. J Arthroplasty, 2001, 16：428-435.

［20］SPRAGUE N F Ⅲ, O'CONNER R L, et al. Arthroscopic treatment of postoperative knee fibroarthrosis. Clin Orthop Relat Res, 1982, 166：165-172.

［21］WILLIAMS R J Ⅲ, WESTRICH G H, et al. Arthroscopic release of the posterior cruciate ligament for stiff total knee arthroplasty. Clin Orthop Relat Res, 1996, 331：185-191.

［22］ROBERT L B. Specialized exposure for revision total knee arthroplasty：Quadriceps snip and patellar turndown. J Bone Joint Surg, 1999, 81-A：138-141.

［23］VICTOR J. Revising the stiff TKA. Val d'lsere, 2012.

［24］PAUL A L, JESS H L. Knee arthroplasty. 3rd ed. Lippincott Williams & Wilkins, a Wolters Kluwer business, 2009: 423-434.

THA 术后关节脱位的预防策略
选择后外侧入路时

九州大学医学研究院骨科副教授　**中岛康晴**
九州大学医学研究院骨科教授　**岩本幸英**

THA术后关节脱位

脱位是人工全髋关节置换术（THA）术后发生率最高的并发症之一，这也可以说是头臼结构的人工髋关节（当然在生物体内也是如此，只不过在生物体内拮抗脱位的能力更强一些）的一种内在属性。

患者表现为突发疼痛、不能走路，极为痛苦。对于医疗机构来说，大部分病例是由救护车送至医院，按照准急诊情况进行处理，整个流程也需要颇多时间及周折。本并发症的发生率为2%~9%，至今已有很多关于脱位相关危险因素的报道[1-3]，大致可分为患者因素、手术因素、假体因素三大类（**表1**）。

患者因素中原发疾病的相关性最高。有文献报道，与髋关节骨关节炎比较，股骨头坏死和类风湿性关节炎的术后脱位率明显增高；手术因素中，后方入路脱位率要高于前方入路，假体位置安放不良更是脱位的直接原因；此外，也有文献报道了股骨头直径、组合型假体等假体因素。

由此可见，引起脱位的危险因素多种多样，发生脱位的病例常常有多种危险因素合并存在。本章节，笔者主要针对在日常惯用的后外侧入路中所注意到的预防脱位的关键点，按照初次关节置换的手术操作顺序做一介绍。

术前准备

◆ 患者因素的评估

术前除了常规THA的手术计划外，还必须检查双下肢长度的差异及骨盆倾斜情况。掌握下肢需矫正的长度，不单纯是为了使双下肢等长，更重要的是为了在

表1　THA术后关节脱位的危险因素

	危险因素
患者因素	原发疾病（类风湿性关节炎，股骨头坏死 > 骨性关节炎）
	手术既往史（翻修手术 > 初次手术）
	高龄，性别，神经肌肉与精神疾病
假体因素	股骨头直径，偏心距，假体颈形状，高边内衬
手术因素	入路，臼杯位置，软组织修复，术者经验

术中获得适度的关节张力。过于松弛则是脱位隐患，过度紧张则是疼痛与术后活动受限的成因。而且下肢不等长也会大大降低患者的满意度。

骨盆倾斜情况也应加以评估。特别是高龄患者很多伴有骨盆后倾，如果按照常规的骨盆标记安装臼杯，当站立时会出现前方开口增大，成为前脱位的易发因素。术前应摄站立位骨盆前后位片，以掌握骨盆倾斜的有无及程度。

◆ 体位的再确认

取完全侧卧位，使用骨盆固定器固定两髂前上棘与骶骨，这种固定的稳定性很好，但不利之处为髋关节屈曲受限（**图1**）。

因为侧卧位而导致骨盆倾斜发生改变的情况也不少见[4]。**图2**显示的是侧卧位骨盆倾斜的情况（其中一部分为术中摄片），可以表现为与仰卧位同样的倾斜角度（**图2a**），也有很多出现手术侧前倾（冠状层面上的旋转）的情况（**图2b**），这时两侧闭孔的形态差别很大（手术侧闭孔显示较大）。另外，当伴有内收挛缩等关节挛缩畸形较重时，在额状面上的倾斜也常超出预想（**图2c**）。

为了避免假体安放位置不良，骨盆固定时要触摸确定两侧的髂前上棘，在三维结构上掌握骨盆的倾斜度。

图1 体位

使用骨盆固定器固定两髂前上棘与骶骨，这种固定的稳定性很好，但不利之处为髋关节屈曲受限

取完全侧卧位

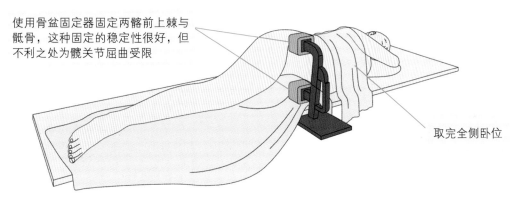

骨盆固定器

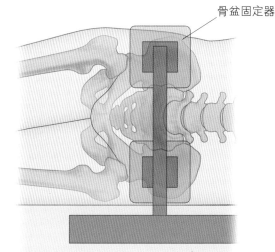
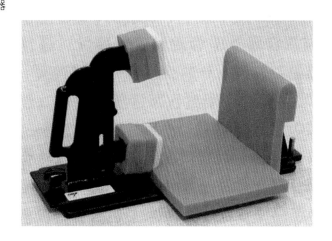

图2　侧卧位引发的骨盆倾斜角度的改变

a.仰卧、侧卧位（骨盆倾斜角度）相近状态

闭孔形态左右基本一致。

b.发生旋转后的状态

闭孔影像纵径变大，提示有骨盆后倾。此影像闭孔形态大小左右不对称，手术侧（右侧）闭孔影像增大，提示手术侧向右前方倾斜。

c.额状面倾斜状态

右髋关节内收挛缩病例。髋关节挛缩的情况下可以出现明显的骨盆倾斜表现。

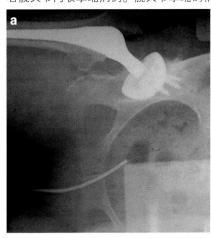 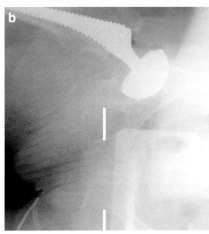 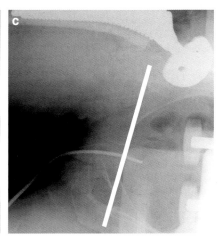

手术步骤（初次THA术后外侧入路病例）

1 显露（短外旋肌群+关节囊的处理）

2 股骨侧的准备与股骨柄前倾角的确认　难点

3 臼杯的安放　难点

4 试模的安装

5 临时复位（软组织张力、安全活动范围的确认）

6 植入物的安装，后方软组织结构的重建

手术技术

1 显露（短外旋肌群+关节囊的处理）

将关节后方的短外旋肌群与关节囊用电刀整体从大转子附着部剥离下来，用缝线缝合牵引，以备手术后期软组织结构重建时使用（**图3**）。

2 股骨侧的准备与股骨柄前倾角的确认 难点

基于联合前倾角技术，首先从股骨侧开始操作，测量股骨柄的前倾角度（**图 4a**）[5]。用比预定尺寸小1~2号的工具依次扩大并锉磨髓腔，确定适宜的假体型号。

用平台锉锉磨颈部后，使用量角器测量小腿轴线与假体柄之间的夹角，记录准确的股骨前倾角。

图3 显露关节的入路

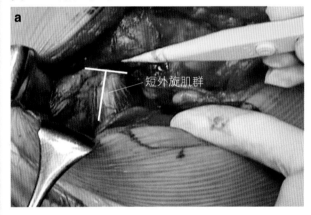

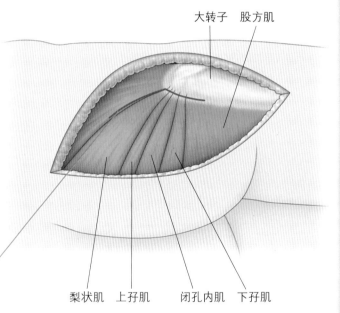

大转子　股方肌

短外旋肌群

短外旋肌群与关节囊整体行T字形切开，显露达髋关节内

梨状肌　上孖肌　闭孔内肌　下孖肌

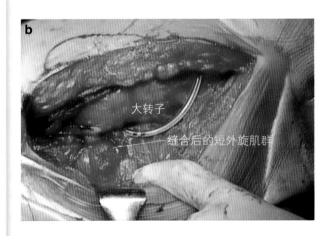

大转子

缝合后的短外旋肌群

短肌群与关节囊整体缝合牵引备用，待手术后期后方软组织结构重建时再缝合至大转子部位

臀中肌　　　　大转子

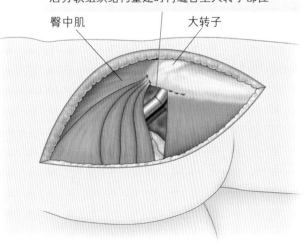

一般与股骨颈部截骨断面的前倾角（**图 4b**）相比，假体柄的前倾角（**图 4c**）要大一些，根据假体柄的种类不同会略有差异，若使用填充型股骨柄，其差值平均为 8°。

图4　假体柄前倾角的测算

a.前倾角的测量

为了获得适宜的联合前倾角，首先从股骨侧开始操作，利用试模系统来测量前倾角。

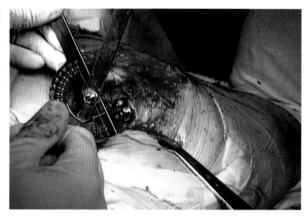

b.确定前方开口的角度

股骨颈部截骨断面的前倾角。

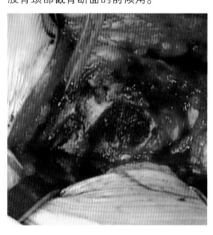

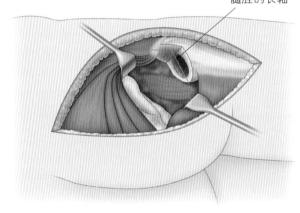

髓腔的长轴

一般假体柄的前倾角要比股骨颈部截骨断面的前倾角大，基于股骨前倾角来确定髋臼的前倾角度。

c.假体柄的前倾角

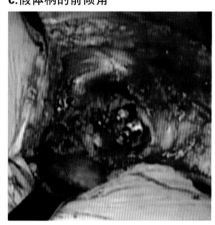

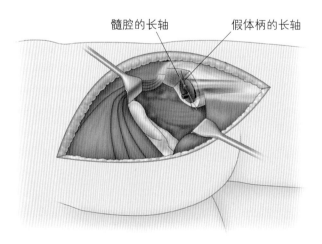

髓腔的长轴　　假体柄的长轴

3 臼杯的安放 难点

按照股骨前倾角与髋臼前倾角之和为40°~60°的标准安放髋臼假体。臼杯的外展角设定为40°，使用的臼杯直径尽量能锉磨为48mm以上，这是为了能使用32mm直径的股骨头以减少脱位机会（不同厂家产品会存在差异），一般的病例大多容易做到这一点[6, 7]。臼杯可以追加使用1~2枚螺钉进行加强固定。

4 试模的安装

将髋关节复位后，首先行X线检查，在侧卧状态下摄片了解骨盆倾斜、假体安装位置及下肢长度等情况，整个过程大约需要5min，但偶尔也会检查出意想不到的假体位置不良问题，因此在本科室已经把术中透视作为常规检查（**图2**）。

接下来要检查关节的张力情况，将髋关节置于轻度屈曲内旋位并向远侧牵拉患肢，达标要求为股骨头的上缘不脱出内衬的边缘（**图5**）。

手术技巧及注意事项

当然，在张力较松弛时可以选择长颈的股骨头假体，过度紧张时则改用短颈的假体。但在此想强调的是，只要情况允许应尽量选择适合患者解剖结构的股骨头颈长。

臼杯位置的安放也会影响到关节的张力。原本股骨颈较长的病例在安放股骨柄时应保留较大的股骨距高度，相反，扁平髋病例如果不多截除一部分股骨距，将带来关节复位的困难。因为软组织张力经常会与术前计划不完全一致，所以我们在设计臼杯与股骨柄位置时应该保证上下均有一个可调整颈长型号的空间。

图5 软组织张力的检测

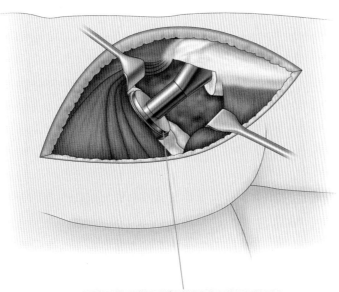

将髋关节置于轻度屈曲内旋位并向远侧牵拉患肢，达标要求为股骨头的上缘不脱出内衬的边缘

图6 安全活动范围的测试与标准

a.前方稳定性
伸直+外旋

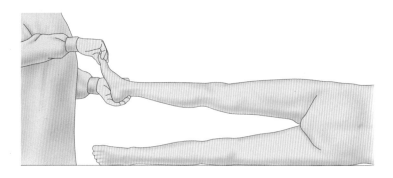

b.后方稳定性
屈曲+内旋

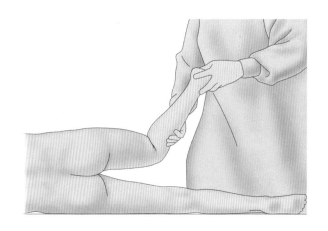

5 临时复位（软组织张力、安全活动范围的确认）

　　检查关节稳定性要求达到：徒手最大范围内的伸直外旋状态下关节稳定（前方稳定性，**图6a**）；在最大屈髋状态下稳定；屈髋90°并内旋60°以上关节不脱位（后方稳定性，**图6b**）。髂前上棘固定型的骨盆固定器多少会对术中屈髋活动造成妨碍，在这里也作为一个问题提出供大家思考。

　　如果出现前脱位倾向，可以将内衬的高边放置在前侧或减小髋臼的前倾角。髋关节发育不良患者中股骨颈过度前倾超过60°的并不少见，事先掌握股骨前倾角的步骤就显得尤为重要。

　　出现后脱位倾向时，首先要切除前方引发撞击的组织（前方的大转子、髋臼前方骨赘及挤夹的关节囊）。此外，也可采取以下方法处理：将内衬的高边放置在后侧、增加颈长、加大偏心距（如果可调整的话）等。加大偏心距具有在不改变下肢长度的情况下减少撞击的优点。如果仍然不稳定，就需要修改臼杯安放位置，增大臼杯的前倾角。

6 植入物的安装，后方软组织结构的重建

　　取出全部试模，冲洗干净后，安装各假体部件，再次检查下肢长度与安全活动范围无误。

　　将手术显露时缝合标记的关节囊与外旋短肌群缝合固定于紧贴大转子上方的臀中肌腱上（**图3**），通常用1-0缝合线缝合3~4针。也可以在大转子上钻孔缝合固定。

　　留置引流管一枚，逐层缝合筋膜、皮下各层组织，手术结束。

·····························

　　取出试模时，要确认好股骨颈部假体试模打入的深度（**图4c**），以保证在安装正式假体柄时打入的深度与试模无差异。

　　特别是粗糙面的非骨水泥假体，有时候可能出现假体柄无法打入到与试模柄完全相同的深度。

术后康复治疗

　　术后第1~2天可以坐轮椅，开始行走训练。髋臼部件固定强度可靠者无须限制负重。如果对术中的稳定性有点担心的话可以限制下蹲等动作，一般病例无须特殊动作限制。

●文献

[1] PATEL P D, POTTS A, FROIMSON M I. The dislocating hip arthroplasty：prevention and treatment. J Arthroplasty, 2007, 22（4 Suppl 1）：86-90.

[2] SOONG M, RUBASH H E, MACAULAY W. Dislocation after total hip arthroplasty. J Am Acad Orthop Surg, 2004, 12：314-321.

[3] HAMILTON W G, MCAULEY J P. Evaluation of the unstable total hip arthroplasty. Instr Course Lect, 2004, 53：87-92.

[4] 牛島貴宏，中島康晴，藤井政徳，ほか. THA術中の側臥位による骨盤傾斜の変化. 整外と災外，2010，59：773-777.

[5] DORR L D, MALIK A, DASTANE M, WAN Z. Combined anteversion technique for total hip arthroplasty.Clin Orthop Relat Res, 2009, 467：119-127.

[6] MATSUSHITA A, NAKASHIMA Y, JINGUSHI S, et al. Effects of femoral offset and head size on the range of motion after total hip arthroplasty. J Arthroplasty, 2009, 24：646-651.

[7] 中川　剛，糸川高史，中島康晴，ほか. 32mm径骨頭は人工股関節置換術後の脱臼率を低下させる. 整外と災外，2012.

THA 术后感染的治疗

横滨市立大学骨科副教授　稻叶　裕
横滨市立大学骨科教授　齐藤知行

治疗方法与手术适应证

THA术后感染的手术治疗方法包括保留假体的清创冲洗术、假体取出后一期翻修手术及二期翻修手术[1]。

◆ 冲洗清创术

保留植入物，行充分冲洗，切除假体周围的不健康组织。术后也可以采用持续灌洗引流的方法，但髋关节很多时候难以维持有效的灌洗引流，所以多数病例采用的是单纯引流方法。

慢性感染及MRSA的感染多数难以得到有效控制，所以适应证仅限于术后早期感染且致病菌为非MRSA的病例[1]。

◆ 一期翻修手术

假体取出并给予充分冲洗及清创处理后直接实施人工关节的翻修置换手术。对于已经明确致病菌的病例，翻修时多选择骨水泥假体并在骨水泥中加入敏感抗生素。

本术式的适应证：周围软组织条件良好，假体取出后骨缺损较少，已经明确致病菌种类且对抗生素敏感的病例[1]。

◆ 二期翻修手术

二期翻修手术是治疗THA术后感染的标准术式。取出假体，术野充分冲洗及清创处理后，局部放置添加了抗生素的间隔物，经过一段时间的观察等待后，二期再进行翻修置换手术。间隔物材料可使用含抗生素的骨水泥（间隔物，珠子）或填充有抗生素的羟基磷灰石（HA）填充块等。

本术式的适应证：软组织条件不佳；致病菌为耐药菌；以及感染时间较长，经冲洗清创或一期翻修手术病情未得到控制等病例[1]。

不能耐受手术病例的处理对策

一般来说，对于THA术后感染的病例都希望能够予以彻底的手术治疗，但是对于一些全身状况较差或假体取出后产生巨大骨缺损的病例等，也可以尝试单纯行清创冲洗、全身抗生素治疗来控制病情发展。若经过清创冲洗治疗病情无法得到控制，可采用仅取出假体、关节旷置的治疗措施。

术前准备

◆ 再次确认手术时机

有时患者可出现败血症或感染性休克，这种情况下必须尽快手术。另外，术后早期感染病例也应尽可能早期实施手术。对于慢性感染及缺乏临床症状的轻度感染病例，术前必须进行彻底检查，明确感染灶的位置后再考虑手术治疗。

◆ 落实术中病理、PCR检查的预约情况

术中将采集到的样本进行快速的病理检查以明确中性粒细胞的有无须要依赖病理医生。术中采集的组织样本进行细菌培养、病理组织检查（永久标本）及PCR检查等也需要事先提出预约申请。

◆ 手术体位的再确认

手术采用侧卧位。髋臼及股骨假体的取出及重建大多需要大范围的显露，侧卧位可以兼顾前方入路与后方入路，便于手术操作。

◆ 确认输血准备情况

实施大量的生理盐水冲洗与彻底的清创术，出血量会明显增多，所以需要做好输血准备。这要根据术前患者的全身状态进行综合考虑，因为发生感染的患者多数在THA术后早期或者因慢性炎症引发贫血状态，所以多数情况下需要输血。

◆ 确认抗菌药物的准备情况

术前已经明确致病菌的病例，要在手术室备好对致病菌敏感的抗菌药物。术中样本采集完毕后立即开始抗菌药物的静脉滴注。另外，骨水泥间隔物或HA填充块中也要添加敏感性抗生素。

手术步骤

1 体位及入路

2 术中样本的采集　难点

3 清创，假体取出

4 一期翻修置换或填加抗生素的HA填充块的植入　难点

5 二期翻修置换手术

6 冲洗，放置引流管，关闭切口

典型病例影像

【病例1】 适合手术（术前）

75岁，女性，左人工髋关节周围感染。

术前双髋关节X线正位片。

术前CRP0.4mg/dL，术中病理检查与术中PCR检查结果诊断为感染，实施了二期翻修手术。

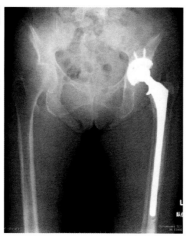

（引用自文献 [7]）

【病例2】 适合手术（术前）

71岁，女性，右人工髋关节周围感染。

右髋关节剧烈疼痛，术前CRP0.1mg/dL，术中病理检查与术中PCR检查结果诊断为感染，实施了二期翻修手术。

ⓐ 术前双髋关节X线正位片。

ⓑ 术前NaF-PET影像。

可见右髋周围高度聚集现象。

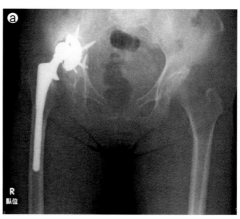

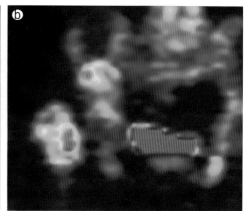

手术技术

1 体位及入路

　　手术采用侧卧位。髋臼及股骨假体的取出及重建大多需要大范围的显露，侧卧位可以兼顾前方入路与后方入路，便于手术操作（**图1**）。

　　手术入路原则上选用与前次相同的切口入路，如果前次手术采用的是侧方入路，则本次也选用侧方入路；前次若为后方入路，本次也用后方入路。但有一点需要注意，因为体位选用的是侧卧位，所以如果前次手术使用的是前方入路，那么本次只能增加新的皮肤切口改行侧方入路（**图1**）。

2 术中样本的采集

　　在切开假性关节囊之前首先做关节穿刺，采集关节液标本（**图2**）。将采集到的关节液进行细菌培养、PCR检查、关节液分析（白细胞数量、中性粒细胞比例等），必要时可以进行细胞学病理检查。

其次要采集关节周围的非健康组织样本。一般主要从以下3个部位采取组织样本：关节囊、髋臼侧组织、股骨侧组织。此外若有其他肉眼观察可疑感染的部位则追加该部位的样本采集。将这些样本分成术中快速检查使用的样本及术后检查所需样本两大部分。

笔者的做法：术中检查主要做病理组织检查（冰冻切片）和PCR检查（快速）。术后检查主要做病理组织检查（永久标本）、PCR检查（需要行DNA的萃取，比术中快速PCR检查需要更长时间）及细菌培养检查。所以每个样本都会分成5份，分别装入容器内送检（**图3**）[2]。

图1 手术入路

前次切口为侧方入路或前方入路切口时，选用侧方入路切口（侧方入路时两次选用同一切口，前次若为前方入路，则新做侧方入路切口）

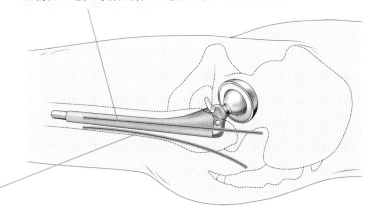

前次手术若为后外侧入路时，本次也采用原入路进入

图2 关节穿刺

假性关节囊

在切开假性关节囊前使用18G针头抽取关节液留作送检样本

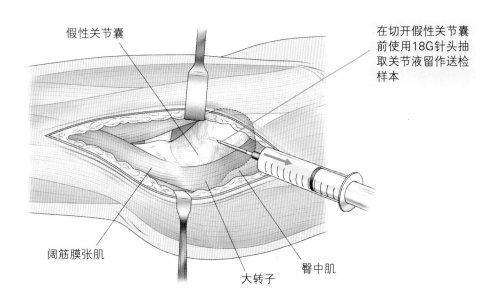

阔筋膜张肌

大转子

臀中肌

图3 送检标本的取材
将采集的组织标本（髋臼侧组织、股骨侧组织、关节囊、臼底组织）分成术中快速检查使用的标本及术后检查所需标本两大部分送检。

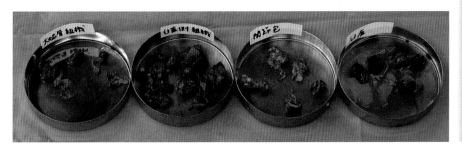

送检标本取材部位

送检标本的取材部位十分重要，如果送检标本取材于无炎症部位或者细菌含量较少的部位，术中快速检测及术后检测就有可能显示为阴性结果，所以取材要选取炎症表现明显的部位。笔者一般把关节囊、髋臼侧组织、股骨侧组织这3个部位作为基础取样位置，若有其他可疑感染组织则追加采集。

当然，取材的部位越多，检查的阳性率也会越高，然而在现实工作中无限制地增加取材部位送检是不现实的，所以笔者会在术前进行氟化钠PET（NaF-PET）检查，确定感染迹象明确的部位并以此为中心进行重点取样。从笔者的经验来看，髋臼侧组织与股骨侧组织仅表现为一侧阳性的情况并不少见，所以根据术前评估与术中所见来选取适宜的标本取材部位是非常重要的[3]（图4）。

术中快速实时PCR检查

我们在做快速PCR检查时，同时实施针对MRSA的特异性PCR检查及检测全细菌谱的通用PCR检查[4]。当PCR检查结果为阳性时，可以根据样本与阴性对照之间增幅周期数值的差异来判断细菌量的多少[5]（图5）。

抗菌药物

在送检标本取材之前不要全身应用抗菌药物，取材完成后立即开始经静脉滴注抗菌药物。等送检标本取材完毕后，再指示麻醉医生开始使用抗菌药物。

图4 NaF-PET检查

a.单纯X线片

b.NaF-PET影像

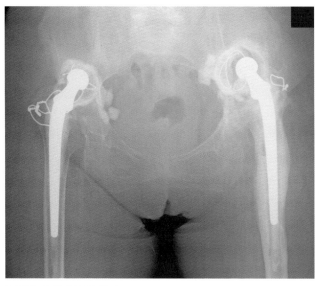

两侧均可见THA的松动。

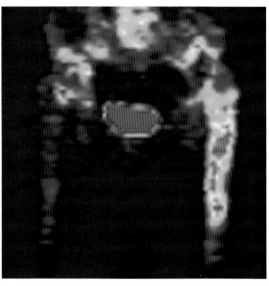

仅在左股骨处见高度聚集。左大腿部位疼痛较重。根据术中病理检查及术中PCR检查结果诊断为左人工关节周围感染，实施了二期翻修置换手术。

图5 术中快速实时PCR检查流程

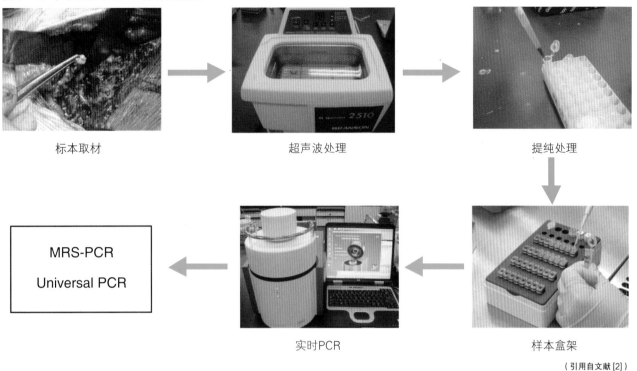

标本取材　　　　　　　　　超声波处理　　　　　　　　　提纯处理

MRS-PCR

Universal PCR

实时PCR　　　　　　　　　样本盒架

（引用自文献 [2]）

3 清创，假体取出

　　要尽可能地切除关节周围的不健康组织，实施彻底的清创。在实施清创操作的同时，要检查假体有无松动并取出假体。已经松动的假体取出相对容易，未松动的假体在取出时要尽量保留骨量，小心地取出。

　　使用的假体种类及固定方式不同，取出假体的方法也各有差异，取出时需细心操作，并借助一些特殊技术及工具，比如在股骨侧经常需要实施大转子延长截骨技术，取出无松动的非骨水泥臼杯时需要使用苹果绞刀系统（Explant™，Zimmer公司）工具等。

　　假体取出后要对股骨髓腔及髋臼骨床进行充分清创，如果发现可疑感染的组织，可以作为追加的术中样本进行取材送检（**图6**、**图7**）。

> **手术技巧及注意事项**
>
> 　　在取出无明显松动的假体部件过程中，可使用翻修专用的薄刃骨刀等工具逐步取出，粗暴操作易导致骨折或骨量的大量丢失。
> 　　在拔取无松动的非骨水泥柄时，开始就直接实施大转子延长截骨技术以扩大显露更为安全，无松动的非骨水泥臼杯的取出使用 Explant™ System 工具操作会更便捷。

图6 假体柄周围的清创及送检样本的切取
a.假体柄周围的处置

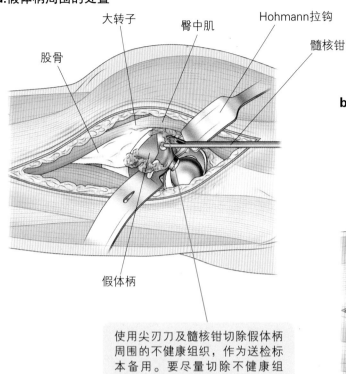

大转子　臀中肌　Hohmann拉钩

股骨　髓核钳

假体柄

使用尖刃刀及髓核钳切除假体柄周围的不健康组织，作为送检标本备用。要尽量切除不健康组织，予以彻底的清创

b.假体柄拔除后的处置

将假体柄取出后，要使用翻修专用锐刮匙等尽可能彻底清除不健康组织，将切取组织的一部分作为检查样本送检

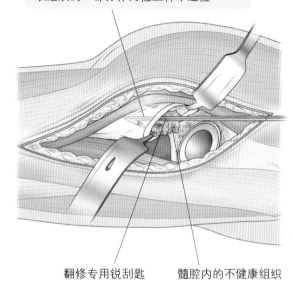

翻修专用锐刮匙　髓腔内的不健康组织

图7 臼杯周围的清创及送检样本的切取
a.臼杯周围的处置

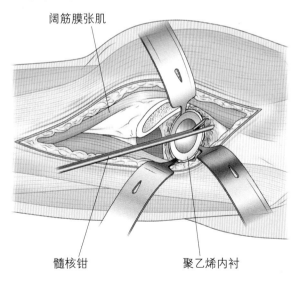

阔筋膜张肌

髓核钳　聚乙烯内衬

b.聚乙烯内衬取出后的处置

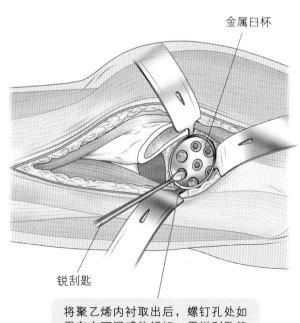

金属臼杯

锐刮匙

将聚乙烯内衬取出后，螺钉孔处如果存在可疑感染组织，用锐刮匙等清除并作为检查样本送检

图7 臼杯周围的清创及送检样本的切取（续）

c.金属臼杯取出后的处置

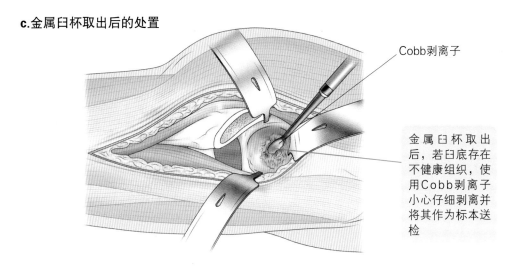

Cobb剥离子

金属臼杯取出后，若臼底存在不健康组织，使用Cobb剥离子小心仔细剥离并将其作为标本送检

4 一期翻修置换或填加抗生素的HA填充块的植入

根据术中快速病理检查及快速PCR检查结果，决定是行一期翻修置换手术还是行填加抗生素的HA（羟基磷灰石）填充块的植入术。

◆ 一期翻修置换手术

如果术中快速病理检查及快速PCR检查结果均为阴性，则考虑为无菌性松动，理所当然直接进行一期翻修置换手术。

术中快速病理检查及快速PCR检查结果强烈怀疑感染诊断时，笔者在下述情况下考虑行一期翻修置换手术：①周围软组织条件良好；②术中快速PCR检查结果提示致病菌为非耐药菌；③术中快速PCR检查结果提示细菌数量较少；④假体取出后骨缺损较轻。

满足上述条件行一期翻修置换手术时，笔者使用含有抗生素的骨水泥行骨水泥型全髋关节置换术。

◆ 填加抗生素的HA填充块的植入

术中快速病理检查及快速PCR检查结果强烈提示感染诊断，且不具备行一期翻修置换手术指征时，选用二期翻修置换手术。首次手术行假体取出，清创后植入填加抗生素的HA填充块。

作为间置物，使用较多的是含有抗生素的骨水泥（间隔物，珠子），见**图8**，但笔者更愿意使用抗生素缓释时间更长的填加抗生素的HA填充块。填加抗生素的HA填充块不存在骨水泥聚合热导致抗生素失效的问题，所以可以根据致病菌填充敏感抗生素，这一点对临床很有帮助。

也可以几种抗生素联合应用，但要注意，因为填充的抗生素种类不同，其缓释的时间及稳定性也会存在差异[6]。笔者会依据术中快速PCR检查结果，针对革

兰氏阳性菌填充万古霉素，针对革兰氏阴性菌填充泰能（**图9**）。将填充敏感抗
生素的HA填充块植入假体取出后的股骨髓腔与髋臼内（**图10**），填充完毕后，
放置引流管，关闭切口。

图8 含有抗生素的骨水泥间隔物
（Biomet公司生产）

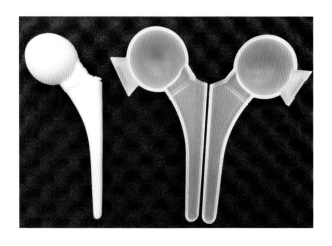

图9 填加抗生素的HA填充块的制作

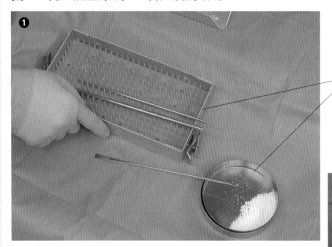

向HA填充块内填加抗生素的专用工具

使用特制的小勺向HA填充块的
中空部填加抗生素

填加一部分抗生素后，再用专用的打压棒
压实。反复上述操作数次

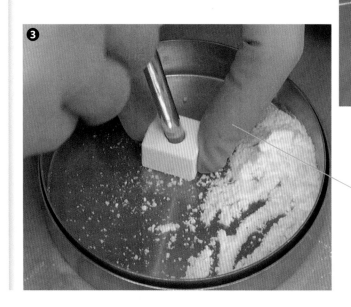

图9 填加抗生素的HA填充块的制作（续）

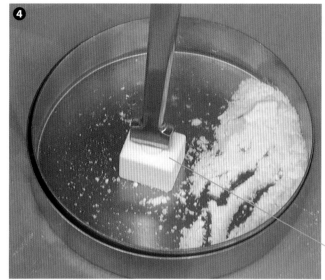

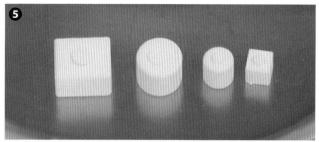

有4种形状大小不同的填充块，可以根据部位需要区分使用。填充几种抗生素时，可以根据抗生素的种类变换使用不同形状的填充块。

最后用专用的盖子将中空部封闭

图10 植入填加了抗生素的HA填充块
a.植入髓腔内

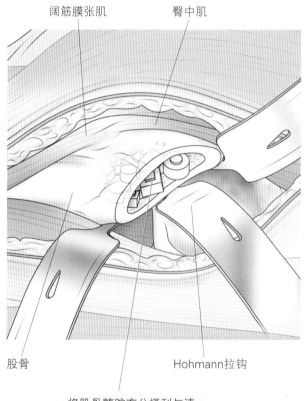

阔筋膜张肌　　　臀中肌

股骨

Hohmann拉钩

将股骨髓腔充分搔刮与清洗后，植入填加了抗生素的HA填充块

b.植入臼底

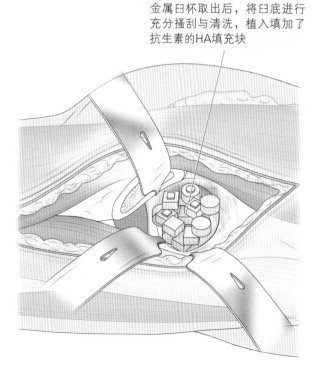

金属臼杯取出后，将臼底进行充分搔刮与清洗，植入填加了抗生素的HA填充块

5 二期翻修置换手术

含有抗生素的HA填充块留置后，经过一段时间（通常为12周）的观察等待即可行二期翻修置换手术。

实施二期翻修置换手术时，首先要将留置的填加有抗生素的HA填充块全部取出，充分切除髋关节周围的不健康组织。在这个过程中，笔者也会与初次手术一样进行样本取材，行术中病理检查及术中快速PCR检查，以确认感染得到控制。

在确认感染已得到控制后，采用与一期置换同样的技术，使用含抗生素的骨水泥行骨水泥型THA。假体取出后存在较大骨缺损时，使用同种异体骨行骨移植修复。二期翻修置换手术脱位率较高，所以假体的安放位置就需要格外用心，笔者使用计算机导航技术以尽可能保证假体安放位置的准确性。

> **手术技巧及注意事项**
>
> 二期翻修置换手术中对于骨缺损的处理尤为重要。轻度的骨缺损采用含抗生素的骨水泥假体可以轻易解决，而较大的骨缺损则需要使用同种骨移植、加强环或钛缆、钢板等，所以在手术前必须做好术前计划与充分的准备。

6 冲洗，放置引流管，关闭切口

假体安装完毕后，彻底冲洗，安放引流管。使用抗菌缝线缝合筋膜、皮下，关闭切口（**图11**）。

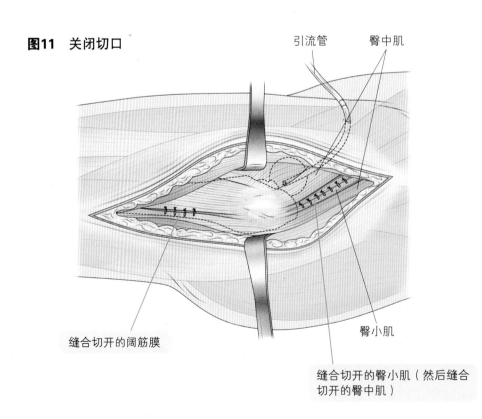

图11　关闭切口

引流管　　臀中肌

缝合切开的阔筋膜

臀小肌

缝合切开的臀小肌（然后缝合切开的臀中肌）

72

典型病例影像

【病例1】 适合手术（术后）

ⓐ 假体取出，植入填加抗生素的HA填充块。
ⓑ 二期翻修置换术后。
使用含抗生素的骨水泥行骨水泥型THA。

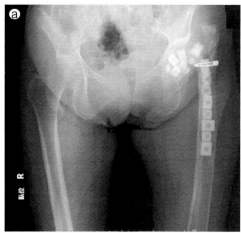
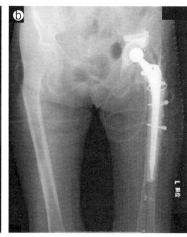

【病例2】 适合手术（术后）

ⓐ 假体取出，植入填加抗生素的HA填充块。
ⓑ 二期翻修置换术后。
髋臼侧使用同种骨骨移植后，使用含抗生素的骨水泥行骨水泥型THA。

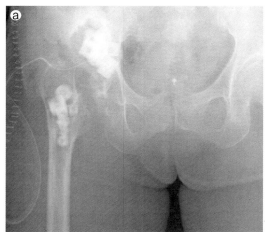
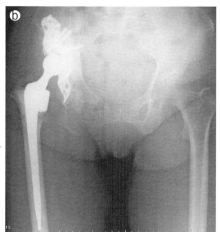

术后并发症及处理对策

◆ 脱位

一般来说，翻修置换术后关节脱位的发生率比初次手术要高一些，即使假体安放位置良好，但因为广泛的软组织清创等原因也会导致术后脱位的风险增大。

文献报道[6]，在翻修置换术中使用大直径的股骨头可以有效降低术后脱位的发生率，因此大直径股骨头可以作为一种选择。笔者术中使用计算机导航技术以确保假体安放位置的准确性。

◆ 感染的复发与术后血肿

假体周围广泛彻底清创后将产生软组织的较大缺损，极易产生较大的术后血肿。而巨大的术后血肿常常是感染复发的诱因，所以引流必须彻底，在引流量基本消失后再拔除引流管。

术后康复治疗

观察引流管的引流量及引流液性状，引流管的留置时间一般要长于常规手术。拔除引流管时要将引流管头端送检，做细菌培养检查。

康复计划如下：对于未行骨移植的病例，术后可立即进行全负重行走活动训练，行大块结构骨移植的病例术后即刻允许乘坐轮椅，术后3周开始部分负重，6周允许全负重活动。

术后采用静脉滴注敏感抗生素，特别是针对MRSA等耐药菌感染可以多种药物联合应用，应用过程中观察CRP及红细胞沉降率等炎性指标平稳后改为口服用药。笔者在二期翻修手术中抗生素的使用时间如下：首次手术取出假体后静脉给药平均时间为5周，此后改为口服给药3周；再次手术关节置换后静脉给药平均时间为3周，此后改为口服给药3周左右。

● 文献

[1] MSTTHEWS P C, BERENDT A R, et al：Diagnosis and management of prosthetic joint infection. BMJ, 2009, 338：1378-1383.

[2] 稲葉　裕，小林直実，ほか．教育研修講座．感染人工関節の新しい診断法と治療戦略．日整会誌，2012, 86：407-419.

[3] CHOE H, INABA Y, et al. Use of ^{18}F-fluoride PET to determine the appropriate tissue sampling region for improved sensitivity of tissue examinations in cases of suspected periprosthetic infection after total hip arthroplasty. Acta Orthopaedica, 2011, 82：427-432.

[4] KOBAYASHI N, INABA Y, et al. Simultaneous intraoperative detection of MRS and pan-bacterial infection during revision surgery using simple DNA release by ultrasonication and real-time PCR. J Bone Joint Surg, 2009, 91-A：2896-2902.

[5] 宮前祐之，稲葉　裕，ほか．インプラント周囲感染におけるリアルタイムPCRによる定量評価の有用性．日本骨・関節感染症学会雑誌，2011, 25：5-9.

[6] GARBUZ D S, MASRI B A, et al：The Frank Stinchfield Award：Dislocation in revision THA：Do large heads (36 and 40 mm) result in reduced dislocation rates in a randomized clinical trial？ Clin Orthop Relat Res, 2012, 470：351-356.

[7] 稲葉　裕，小林直実，ほか．特集　骨・関節領域における感染症．1. 感染症の基礎知識と診断．PCRによる感染症の診断．Bone Joint Nerve, 2012, 2 (3)：423-430.

股骨柄假体周围骨折的治疗

济生会山形济生医院骨科　　**玉木康信，清重佳郎，石井政次，川路博之**

股骨柄假体周围骨折的特殊性与术前评估内容[1, 2]

◆ 评估是骨水泥型柄还是生物型柄

生物型柄几乎不损伤髓腔内血运，所以骨折部有希望产生继发于血肿的新生骨痂；而骨水泥型柄仅能依靠来源于骨膜的骨愈合能力，髓腔栓也是造成髓腔内血运障碍的因素之一。

◆ 评估是螺旋骨折还是横行骨折

螺旋骨折断端之间的接触面积大，一旦复位后可获得较好的旋转稳定性。而横行骨折旋转极不稳定，再加上断端的骨坏死，特别在使用骨水泥型假体柄时愈合将更加困难。

◆ 评估是松动还是骨质疏松

明显松动的病例只能选择同期实施打压植骨技术（impaction bone grafting，IBG）[3]进行关节翻修手术与骨折复位固定术。对于多次手术病例或曾有过骨折部骨膜剥离手术既往史的病例，可以预估到骨愈合能力的不足，应考虑合并应用带血管蒂骨移植等技术。

手术步骤

1 钢板的选择
（根据需要行预折弯）

2 应用MIPO技术插入钢板

3 骨折复位与固定

4 缺损填充

手术技术

1 钢板的选择（根据需要行预折弯）

手术采用侧卧位，因为术中需要行X线透视，所以固定体位时要确保正、侧位透视无障碍。

原则上使用长钢板，骨折线位于近端时选用窄的锁定钢板（LCP，Synthes公司），根据大转子的形态进行预折弯。根据具体情况，必要时对钢板远端也要进行多处折弯使其与股骨形态一致。

骨折线位于远端时，选用宽的弧形LCP操作更加简便。

> **难点解析**
>
> 钢板折弯后螺钉打入方向发生变化，有助于防止螺钉的整体拔出。

2 应用MIPO技术插入钢板

在大转子部位稍后方做5cm的皮肤切口，使用Cobb剥离子等在骨膜表面制作钢板插入隧道直达骨折部位（软组织隧道后缘为股骨粗线）。然后，从远端制作同样的隧道（**图1a**）。

在钢板近端安装2根螺钉导向杆，以此为把手将钢板插入，旋转、牵引患肢调整骨折对线，使得钢板插入至远端制作好的隧道内（**图1b**）。通过这一操作骨折旋转移位基本得到纠正。

> **手术技巧及注意事项**
>
> 钢板插入越过骨折部位时，从远端使用 Cobb 剥离子导引一下可以使钢板的插入更方便。

图1　使用MIPO技术插入钢板

a.制作插入隧道　　　　　　　　　　**b.钢板的插入**

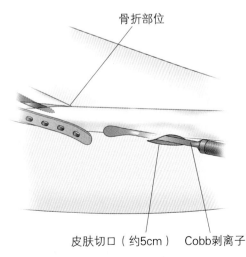

在大转子部位稍后方做皮肤切口，使用Cobb剥离子等在骨膜表面制作钢板插入隧道直达骨折部位，从远端制作同样的隧道

骨折部位

螺钉导向杆

以钢板近端垂直的螺钉导向杆为把手将钢板插入

旋转、牵引患肢调整骨折对线，使得钢板插入至远端制作好的隧道内

皮肤切口（约5cm）　　Cobb剥离子

3 骨折复位与固定

◆ 旋转（rotation）和成角（angulation）畸形基本得到矫正时

　　将套筒插入螺钉导向器，先使用克氏针在近端做临时固定（**图2**）。微调骨折复位时可使用皮质骨螺钉，除此之外选用适宜的锁定螺钉固定。

　　　　　　手术技巧及注意事项

　　　　在骨折远折段通过螺钉孔斜向近端打入克氏针并在打入的同时慢慢朝向远端调整打入方向，利用杠杆原理起到牵引骨折远折段的作用（**图2**）。

　　　　骨折部位若无应力刺激则不利于骨痂生长，因此螺钉的固定数量设定在最小限度，加大固定螺钉的间隔距离。特别是在骨折部位附近尽量不打入螺钉，通过负重后钢板的弯曲产生内侧骨皮质的压应力促进骨折愈合。

◆ 残留成角畸形时

　　通过收紧钛缆调整骨折成角移位（**图3**）。轴向移位的整复方法同前。

　　　　　　手术技巧及注意事项

　　　　长螺旋骨折时可以显露骨折部位，使用钛缆收紧固定。但须注意尽量少剥离骨膜。

　　　　虽说股骨在股骨粗线后方有股深动脉分支承担一部分的血供，但仍须注意过多的钛缆固定将导致骨的血液供应不足。

◆ 横行骨折

　　骨折粗线处组织附着坚固，很少剥脱，可以首先以此为支点尝试手法复位。钢板插入后成角移位的整复方法同上所述，近折段用螺钉固定后，远折段可以通过加压孔对骨折端实施加压。

　　　　　　手术技巧及注意事项

　　　　与传统动力加压钢板（DCP）相比较，LCP加压孔的加压效果相对较弱。其加压能力只能保证两骨折断端彼此接触。

图2　钢板固定

在骨折远折段斜向近端打入克氏针并在打入的同时慢慢朝向远端调整打入方向，利用杠杆原理起到牵引骨折远折段的作用

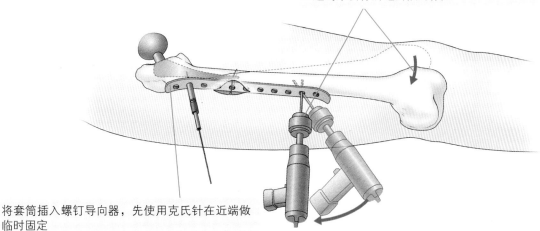

将套筒插入螺钉导向器，先使用克氏针在近端做临时固定

图3　钛缆收紧固定

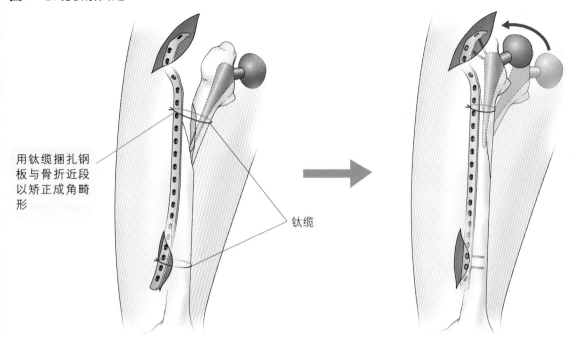

用钛缆捆扎钢板与骨折近段以矫正成角畸形

钛缆

4 缺损填充

◆ 采用打压植骨（IBG）技术的翻修手术

钢板固定方法如上所述。骨折部位使用保存的同种股骨（股骨头及股骨颈）颈部的皮质部分包绕，以防打压的骨粒漏出（**图4**）。

> **手术技巧及注意事项**
>
> 与内侧（压力侧）的进行性骨爬行替代或融合相比较，外侧（钢板侧）表现为应力遮挡（stress shielding）。

> **难点解析**
>
> 发生应力遮挡
> 钢板侧的 IBG 骨组织容易出现应力遮挡现象，骨愈合需要更长时间。

◆ 股骨内髁带蒂的骨-骨膜移植[4]

适用于骨质条件差、骨愈合能力不良且骨折部位距离膝关节15cm左右的病例[5]。

从股骨内髁切取以膝关节降支动脉为蒂的骨-骨膜组织，在降支动脉分支根部向近端翻转，包绕骨折部位（**图5**）。

图4 采用IBG技术的翻修手术

a.X线正位片（术前） **b.**X线正、侧位片（术后即刻）

骨折部使用异体股骨颈部皮质骨包绕，以保证打压骨粒不会漏出。

c.X线正位片（术后10周）

内侧骨融合进展良好，外侧（钢板侧）愈合延迟。

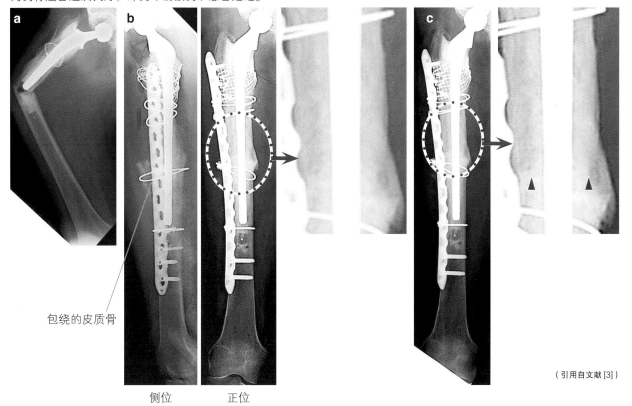

包绕的皮质骨

侧位　　　　正位

（引用自文献 [3]）

图5 股骨内髁来源的骨修复

a.X线正位片（术前） **b.**X线正、侧位片（术后即刻） **c.**X线正位片（术后20周）

可以看到近端锁定螺钉的拔出，但因为钛缆的捆扎固定防止了螺钉的完全拔出。

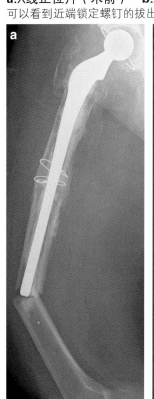
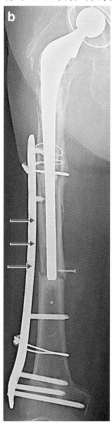
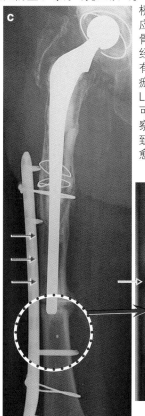

桥接在锁定螺钉之间的钢板侧的骨皮质受应力遮挡影响萎缩吸收（蓝色箭头）。股骨内侧桥接移植的带蒂的骨−骨膜组织已经愈合（红色箭头）。钢板侧骨质因为没有应力刺激出现骨吸收，没有形成连续骨痂（黄色箭头）。

LCP在现阶段是十分有效的内固定材料，可以获得坚强内固定，但经过深入随访观察，它也存在钢板侧骨皮质因应力遮挡导致骨折端缺乏应力刺激从而引发骨折延迟愈合的缺点。

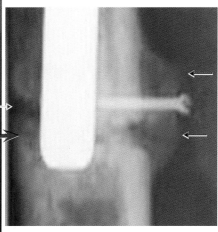

术后康复治疗

负重刺激是诱导骨痂形成的重要因素，因此骨折固定状态并非刚性固定而是弹性固定[6]，所以术后第一个月限制部分负重，有明确骨痂形成后再逐渐增大负重重量。

图6所示是股骨转子下骨折实施人工股骨头置换手术的病例。因为外侧骨皮质存在骨缺损且部位与股骨柄远端处于同一水平，所以导致内侧骨皮质的应力性骨折（蓝色箭头）。无须显露骨折部位，将钢板放置于股骨粗线前方、骨外侧肌与阔肌膜张肌之间的组织间隙。术后允许部分负重活动。

因为钢板远离了股骨干，在负重压力的作用下，不仅内侧应力性骨折部位，外侧骨皮质缺损部位也出现了连续性骨痂生长[1]（黄色箭头）。锁定钢板系统在切口内采用外固定支架方式固定的方法，是规避因坚强内固定造成应力遮挡这一问题的良好解决策略（参考文献[1]中图3修改引用）。

手术技巧及注意事项

如果存在平衡能力障碍，可在双杠内做 1/2 体重负重的站立训练。

图6　采用IBG技术的翻修手术
a.术前X线片
内侧骨皮质发生应力性骨折（蓝色箭头）。
b.X线正位片（术后即刻）
术后继续部分负重活动。
c.X线正位片（术后6个月）
在负重压力的作用下，不仅内侧应力性骨折部位，外侧骨皮质缺损部位也出现了连续性骨痂（黄色箭头）。

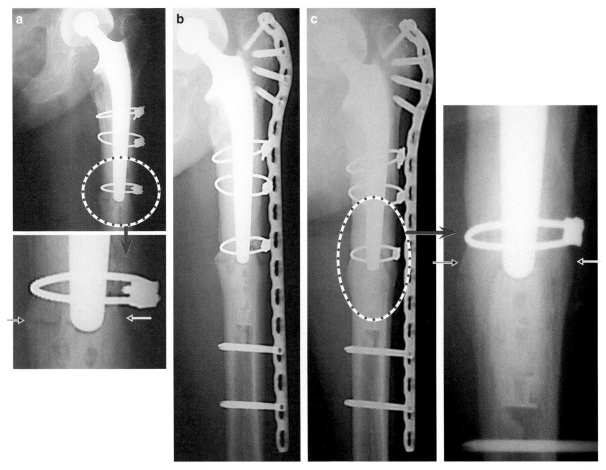

不单纯局限于股骨柄周围骨折的应用，锁定钢板系统可以说最初的设计原理就是遵循LISS（微创内固定系统，less invasive stabilizing system）理念的切口内的外固定支架技术，而并非刚性固定理念。通过锁定螺钉获得旋转稳定，钛缆起到辅助复位并预防植入物整体拔出的作用。

最近，锁定钢板系统因为其刚性过强导致钢板侧骨的延迟愈合而受到临床医生指责，作为解决办法现在已经研发了钢板与螺钉间存在微动的MotionLoc™螺钉（Zimmer公司）及动力锁定螺钉（Dynamic Locking Screw, DLS, DePuy-Synthes），但是在使用时要注意，不要再受传统的动力加压钢板系统通过钢板与骨之间的摩擦力来获得骨折稳定性的观念束缚，正确理解其使用原理。

股骨柄假体周围骨折因为髓内血运已经被阻断，所以影响其疗效的主要因素即能否高水平地诱导骨膜外成骨。

●文献

[1] 玉木康信，清重佳郎，石井政次，ほか．大腿骨ステム周辺骨折に対するプレート固定．インプラント周辺骨折への対策．整・災外，2011，54：1583-1587.

[2] 清重佳郎，浦山安広，石井政次．ロッキングプレート固定が奏功したインプラント周囲骨折の1例．整形外科，2006，57：434-435.

[3] 石井政次，川路博之，大楽勝之，ほか．大腿骨へのimpaction bone grafting．股関節リウマチの問題点と対策．関節外科，2008，27：1496-1501.

[4] 清重佳郎．血管柄付き骨・骨膜移植の適応についての一考察．日マイクロ会誌，1999，12：162-166.

[5] YOSHIDA A, YAJIMA H, MURATA K, et al. Pedicled vascularized bone graft from the medial supracondylar region of the femur for treatment of femur nonunion. J Reconstr Microsurg, 2009, 25：165-170.

[6] 清重佳郎，浦山安広，松田雅彦，ほか．脛骨骨折における仮骨誘導-ロッキングプレートを用いたダイナマイゼーション-．整形外科，2006，57：1393-1396.

聚乙烯磨损病例的翻修置换术

金泽医科大学骨科副教授　兼氏　步

本术式的特征

THA的摩擦界面，自古以来髋臼侧就沿用聚乙烯（PE）臼杯，直到今天它仍是摩擦界面的常用材料。它的问题主要为磨损及破裂，其结果会引发骨溶解造成骨质缺损。翻修手术的要点就是应对骨缺损。

本文列举了THA术后因PE磨损实施翻修手术的方法及注意事项，并重点介绍我们所采用的手术技术及观点。

因PE磨损实施翻修手术的术式

◆ 保留生物型臼杯+内衬的骨水泥固定

若关节假体力线无异常，那么未松动的生物型臼杯就不一定必须取出，可以仅更换新的PE内衬及股骨头。但因为假体种类的差异，有时会存在新的PE内衬固定困难的情况或者老的金属臼杯不能装配高交联PE臼杯的情况。这时面临的选择为取出金属臼杯，或者保留金属臼杯，将新的PE内衬用骨水泥固定于原金属臼杯。这一术式适用于臼杯侧骨溶解在中等程度以下的病例。

另外，在可能的情况下从螺钉孔处尽量刮除骨溶解物，采用同种骨或者颗粒状羟基磷灰石填充移植[1]。这对于高龄或者骨质条件较差估计金属臼杯拔除后重建困难的病例不失为一个较好的术式选择。

伴有骨缺损的髋臼侧的翻修方法

当髋臼侧存在因骨溶解所造成的骨缺损时，翻修重建方法大致可分为使用骨水泥臼杯重建及使用生物型臼杯重建两大类别。

◆ 使用骨水泥臼杯重建方法

使用骨水泥臼杯有以下两种重建方式：同种异体颗粒骨打压植骨（IBG）重建术及使用大块异体骨与KT钢板的重建手术。两种方法的基本理念都是要重建原髋臼结构。一般来说，IBG需要较好的包容性结构，目的是让颗粒骨能获得牢固的打压，因此宿主骨缺损部位需要事先使用金属网或加强杯修补。

KT钢板的重建手术则与IBG相反，使用颗粒骨或颗粒状的羟基磷灰石填补骨缺损反而疗效不佳，应采用大块的硬质异体骨。本方法也适用于AAOS分类中的Ⅳ型骨盆不连续的病例，有关其详细内容请参考既往的文献报道[2, 3]。

◆ 生物型臼杯的应用方法

文献报道有无须骨移植的巨大臼杯重建方法[4]及先行植骨再安装臼杯的重建方法[5, 6]。我们主张对于骨缺损部位尽可能行骨移植修复，然后选用生物型臼杯加用螺钉固定的方法。具体实施方法及效果叙述如下。

● 骨移植结合螺钉固定方式生物型臼杯髋臼翻修重建术

本术式的理念为在尽可能保留骨量的基础上，通过生物型臼杯的骨长入以获得长期牢固的髋臼固定性。因为金属臼杯需要宿主骨的骨长入，所以螺钉固定的臼杯必须具有切实的初期稳定性，并增加臼杯与宿主骨的接触面积，这两点十分重要。因此，为了获得臼杯负重区与宿主骨的直接接触，允许臼杯的安放位置轻度上移。但要铭记一点，臼杯中心上移时切忌不可外移，这在力学原理上是十分重要的。

手术适应证

没有骨缺损或仅有轻度骨缺损的病例，以及AAOS分类中Ⅰ、Ⅱ型的骨缺损病例，采用与初次THA同样的技术均能获得良好的临床结果。即使对于AAOS分类中Ⅲ型混合型骨缺损病例，按照要点规范操作也能获得良好结果。

但是，有些AAOS分类Ⅲ型病例骨缺损巨大，即使采用臼杯上移技术，生物臼杯与宿主骨的接触面积也不足50%，这一类病例和AAOS分类Ⅳ型病例不适合采用本方法。

典型病例影像

【病例1】 适合手术（术前）

79岁，女性。
伴有骨溶解的臼杯松动，可见AAOS分类Ⅲ型骨缺损（箭头所示）。

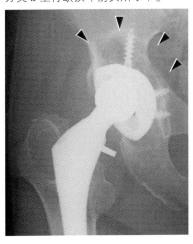

【病例2】 适合手术（术前）

67岁，女性。
骨溶解导致巨大骨缺损。

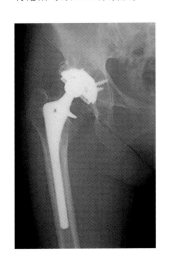
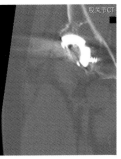
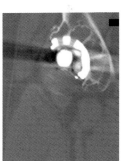
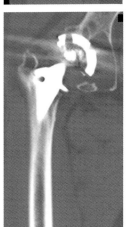
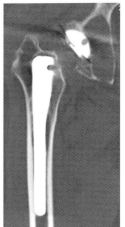

手术技术

1 切口及显露

　　侧卧位逐层切开，沿股骨纵轴向远侧延长切口，至少显露到臀肌粗线部位，这样后面的操作会轻松一些。近侧切口从大转子尖部向后侧延伸，与远侧切口延长线成45°，按照常规进行显露（**图1**）。

　　对于术前髋关节内旋功能差的病例，在进行深层显露之前，要先行显露臀肌粗线并将臀大肌止点自此处切开剥离。否则容易在术中于股骨皮质菲薄部位发生螺旋骨折。

2 关节内的显露

◆ 关节囊浅层的显露

　　找到臀中肌后缘，用拉钩拉向前方以显露关节后方。选择与前次手术同样入路时多数情况下组织粘连较重，可使用Cobb剥离子或骨膜剥离子在肌肉与关节囊之间进行剥离。

　　前次手术也是后入路时，外旋肌群结构多数无法辨别，大部分已经与关节囊成为一体。触摸大转子，根据X线片大转子尖端与股骨头的位置关系判断股骨头的大致位置，从后方切开假性关节囊。

◆ 关节内的显露

　　进入关节内后，首先要寻找到假体位置。一般通过电刀切割碰触到金属股骨头或股骨柄颈部，容易明确方向。此后，一边切除多余的关节囊一边显露关节。朝向臼杯的方向使用电刀做髋臼与股骨颈部的显露不会伤及坐骨神经。松解转子间嵴、小转子及其远侧软组织以便于增加髋关节内旋角度（**图2**）。

　　股骨近端后方及内侧使用电刀锐性分离显露至小转子附近，注意不要将软组织从骨表面剥离。

图1　皮肤切口

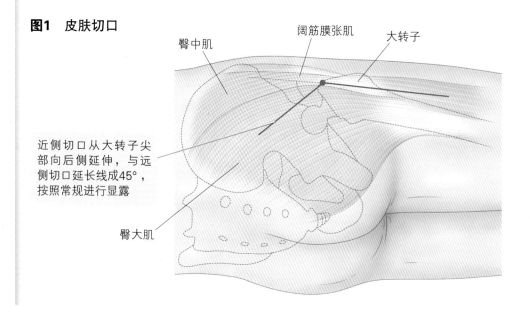

臀中肌　　　　　阔筋膜张肌　　大转子

近侧切口从大转子尖部向后侧延伸，与远侧切口延长线成45°，按照常规进行显露

臀大肌

图2 显露

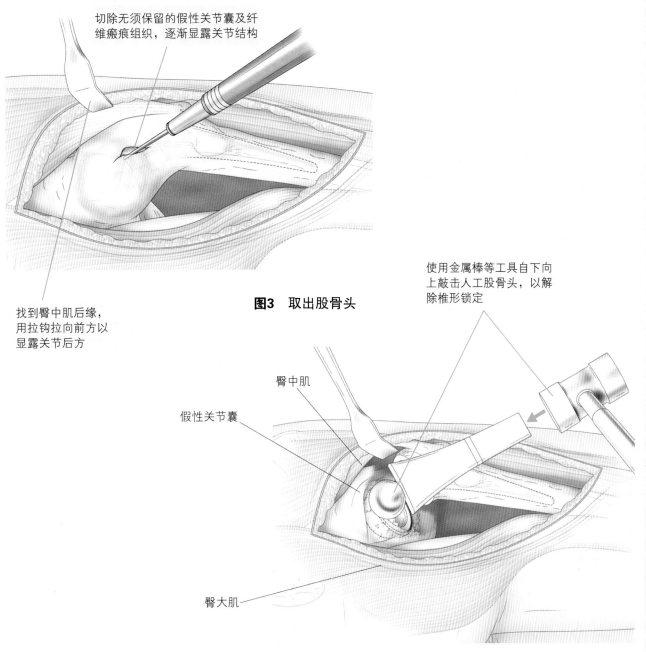

切除无须保留的假性关节囊及纤维瘢痕组织，逐渐显露关节结构

找到臀中肌后缘，用拉钩拉向前方以显露关节后方

图3 取出股骨头

使用金属棒等工具自下向上敲击人工股骨头，以解除椎形锁定

臀中肌

假性关节囊

臀大肌

手术技巧及注意事项

术前患肢内旋活动度较差的病例，术中一定不可暴力内旋下肢，否则股骨骨折的风险极高。此时应在将股骨后方组织向远端剥离的同时，松解内侧的粘连组织，逐渐增大下肢内旋角度。

3 取出股骨头

将关节周围瘢痕组织及假性关节囊进行一定程度的切除后，股骨头即可向后方脱出。脱出操作时要手法轻柔，然后对关节周围无须保留的组织结构进行追加切除。

髋臼侧与股骨侧都要清晰完整显露至假体的边缘部。将组配式的股骨头部件使用金属棒等工具自下向上敲击，解除股骨头的锥形锁定并取出股骨头（**图3**）。通过敲击难以取出者则使用专用取头工具取出。对于非组配式假体则将头与柄一起取出。

4 保留股骨柄的处置与臼杯部件的显露

股骨头取出后，臼杯部件不显露清楚则无法进行下一步手术。对于没有松动的生物型柄无须取出，可将其牵开至髋臼的前方以显露臼杯结构。

◆ 股骨柄的位置移动

首先助手使用小筋钩或单钩将股骨柄颈部上提，这时候在大腿至膝下垫入20cm高的软枕有助于股骨柄颈部的上提。使用电刀逐步谨慎切除髋臼前上方以及股骨前内侧的瘢痕组织以便于股骨柄位置的前移（**图4a**）。移动困难时可以用电刀将小转子周围的软组织自股骨表面剥离，可以起到一定的辅助作用。

◆ 髋臼部件的显露

股骨柄向上方、前方有一定活动度后，选用尖端细弯的Hohmann拉钩插入髋臼缘的前方将股骨柄颈部牵移至前方（**图4b**）。接下来继续清除髋臼周围的瘢痕组织，松解紧张条带后，髋臼周缘除前方以外均可显露清楚。

髋臼前方显露较困难，松解前方空间达到骨刀能打入的程度即可。

图4 保留股骨柄的处置与臼杯部件的显露
a.保留股骨柄的处置

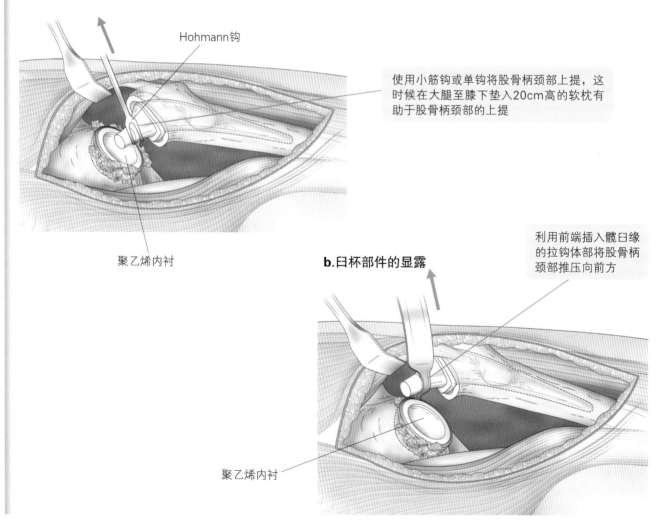

Hohmann钩

使用小筋钩或单钩将股骨柄颈部上提，这时候在大腿至膝下垫入20cm高的软枕有助于股骨柄颈部的上提

聚乙烯内衬

b.臼杯部件的显露

利用前端插入髋臼缘的拉钩体部将股骨柄颈部推压向前方

聚乙烯内衬

在将股骨柄移向髋臼前方时，若瘢痕组织切除不彻底导致向前方牵拉过程中有阻力，千万不可强行牵拉 Hohmann 拉钩，否则极易导致髋臼前缘骨折。

另外，在前髋臼前缘插入 Hohmann 拉钩时，不可暴力穿过关节囊及瘢痕组织，也禁忌向前方插入过深，因为有损伤股动、静脉的风险。

无论怎么努力 Hohmann 拉钩也很难牵开完成显露时，可以让助手持续向上牵拉股骨柄颈部来完成手术。显露的关键是把妨碍股骨柄前方移动的紧张组织使用电刀耐心细致松解。

5 生物型臼杯的取出

◆ 聚乙烯内衬的取出

内衬的固定方式因生产厂家不同而各种各样，Stryker等公司生产的通过钢丝环锁定的臼杯，可以在聚乙烯内衬上钻孔后拧入6.5mm直径的松质骨螺钉，通过螺钉的推挤作用使内衬与金属臼杯分离取出（**图5**）。需要注意的是，拧入螺钉的位置要避开金属臼杯的螺钉孔。

通过金属臼杯周围齿状突起固定的内衬（Harris或Galante 类型等），多数内衬自身已经出现松动，从聚乙烯内衬边缘插入骨膜剥离子或使用止血钳可以轻松拔除。

采用这些方法仍然不能取出时，可以将内衬用骨刀切割或用磨钻磨除。另一方面，如果臼杯已经完全松动，也没有螺钉等障碍物时，就无须取出内衬，直接将金属臼杯连同内衬一并取出。

图5 聚乙烯内衬的取出

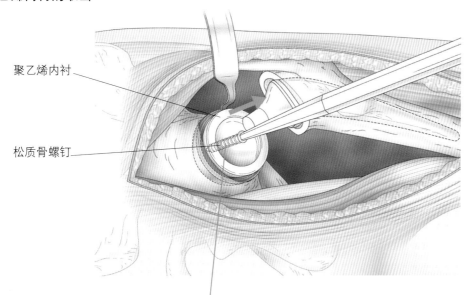

聚乙烯内衬

松质骨螺钉

在聚乙烯内衬上钻孔后拧入松质骨螺钉，通过螺钉的推挤作用使内衬自金属臼杯浮起

◆ 松动的生物型臼杯

松动的生物型臼杯显露后用手即可使其活动，取出也较容易。将臼杯周围的软组织和骨赘等用电刀、咬骨钳或骨刀做必要的小范围切除，取出内衬后再取金属臼杯，在臼杯边缘用骨膜剥离子等轻轻敲击即可取出。

◆ 未松动的生物型臼杯

生物型臼杯即使存在巨大的骨溶解，只要臼杯与骨床之间有少部分骨长入，臼杯就不会松动。未松动的金属臼杯可使用弧形骨刀沿臼杯外表面将骨长入部分凿开取出。近年来可以应用苹果绞刀系统（Explant™，Zimmer公司）取出臼杯。这一系统是用一个与臼杯外径相同曲面的弧形骨刀，以金属球头为中心进行90°旋转，从而将长入的骨组织从臼杯表面剥开的装置（**图6**）。理论上这一操作要围绕臼杯反复操作才能将臼杯从骨床剥离取出，但实际工作中使用这一装置可以比较安全快捷地完成未松动臼杯的取出。

图6 金属臼杯的取出
a.臼杯取出示意图

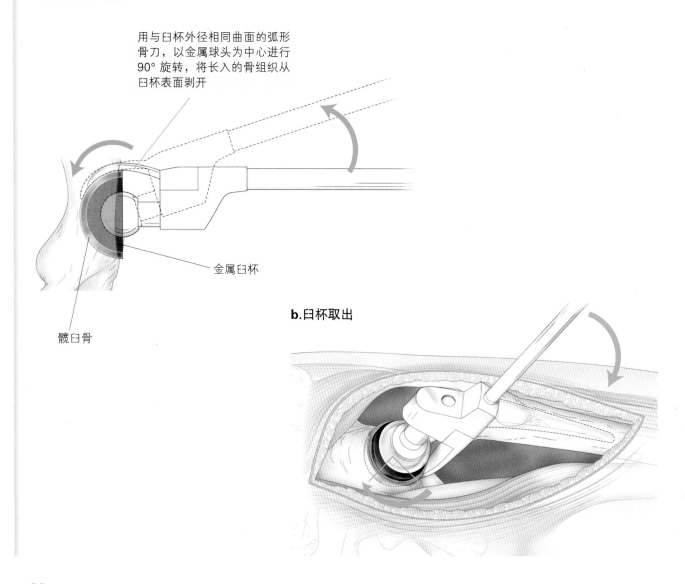

用与臼杯外径相同曲面的弧形骨刀，以金属球头为中心进行90°旋转，将长入的骨组织从臼杯表面剥开

金属臼杯

髋臼骨

b.臼杯取出

首先要显露出金属臼杯的整个周缘，放入配套的内衬试膜，将Explant™从内侧下方插入，按照骨刀刀刃的宽度逐次移动剥开臼杯的骨长入部分，确认刀刃前端与臼杯外周贴合良好后将骨刀向深部打入。操作中注意防止内衬松脱使得刀刃打入错误方向，特别是后壁与上方负重区尽量不要损伤。

难点解析

钛质螺钉头破损

内衬损坏后，股骨头与螺钉头接触摩擦，其结果导致螺钉头破损，无法使用螺刀取出螺钉。笔者在这种情况下选用比钛更坚硬的钨钢钻（Carbide Drill Bit®，Synthes 公司，**图7**），将残留的螺钉头完全削磨掉，待金属臼杯取出后再将残留的螺钉自骨内取出。

6 骨溶解部位的搔刮

臼杯取出后，为了判定骨缺损的部位与程度，需要找到髋臼的骨性边界。一般来说，因为软组织的覆盖，髋臼骨性边缘显示不够清楚，要使用电刀、锐刮匙及咬骨钳等清理出骨性边界。在翻修手术中，自体骨是十分珍贵的组织结构，边缘的骨组织要尽量保留。

下一步使用大的锐刮匙搔刮髋臼内包括骨溶解在内的纤维瘢痕组织，边缘部则使用电刀清理并结合刮匙搔刮。髋臼骨壁因骨溶解造成凹凸不平的浸润性改变，即使使用小刮匙清理起来也很困难，但因为随后锉磨髋臼形成的骨泥也要用于植骨，所以还应在此之前尽量将骨溶解组织清理干净。

图7　钛质螺钉头破损的应对策略

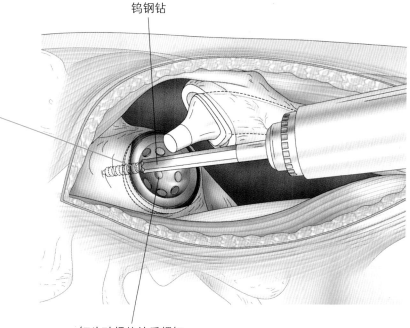

钨钢钻

使用磨钻将螺钉头削磨掉

钉头破损的钛质螺钉

7 骨缺损的评估

用刮匙将骨溶解部位清理干净后即可进行骨缺损的评估。参考术前影像学评估结果来判断实际的缺损骨量。

8 髋臼锉磨

髋臼内充分搔刮后即开始锉磨。在多数翻修手术中臼杯都是安放在菲薄的内板或硬化骨组织上，所以最好避免采用压配（press-fit）技术，因为可能存在过度压配引起骨折或压配不足引起臼杯与宿主骨接触面积不足等问题。

因此可以采用同型号髋臼锉或小1mm的髋臼锉锉磨后轻轻压配，主要依靠螺钉来达到初始固定目的。另外，锉磨时一定要注意以下几点。

·残留的骨质（特别是上方）要尽量保留。

·确保臼杯负重部50%以上与宿主骨接触，臼杯外缘要有宿主骨支撑。

·有节段性骨缺损时，要在其他位置按照臼杯曲率锉磨并稳定安放髋臼。

·要认识到，通过髋臼锉磨消除掉全部腔隙性骨缺损的做法，将造成更加巨大的骨缺损。

下面逐项详细介绍。

◆ 残留的骨质（特别是上方）要尽量保留

在本术式中，生物型臼杯与宿主骨之间的骨长入是获得长期固定的关键，换句话说，臼杯与宿主骨有多大的接触面积这一点至关重要。另外，臼杯负重区直接承受体重传导，必须确保直接的骨长入。所以，前次手术的臼杯取出后若上方存在骨缺损的话，就只能选择将髋臼适当上移安放。

此外，从尽可能将臼杯安放在接近解剖位置的观点出发，也不允许加重髋臼上缘的骨缺损。同理，髋臼内侧及前后方的宿主骨也要尽可能保留，锉磨时本着将骨溶解导致的凹凸骨面稍微平整的原则实施，绝对不可以像初次THA时那样加深锉磨。

◆ 确保臼杯负重部50%以上与宿主骨接触

通过X线片进行术前设计时，原臼杯安放位置若深度未达到泪滴处，翻修时就可以加深锉磨至臼底，达到臼杯内移安放的目的。

臼杯安放位置上移时一定不可中心外移，如果在术前设计时即使臼杯内移至臼底且髋臼上移20mm左右，臼杯与宿主骨的接触面积也不足50%，就需要考虑改用其他翻修方式。

手术技巧及注意事项

术中需要注意的是，如果出现上方的骨溶解范围较大、安放臼杯与宿主骨接触较少的情况，就只能一点点地向上方锉磨髋臼，其结果会使得骨溶解的面积逐渐减小，当判断臼杯与宿主骨的接触面积达到50%时，则将髋臼安放在此处。

◆ 有节段性骨缺损时，要在其他位置按照臼杯曲率锉磨并稳定安放髋臼

　　要将半球型的臼杯稳定地安放在因骨溶解所致的凹凸不平的骨床上，就必须磨削掉凸起部位。髋臼锉选择与取出臼杯同型号或稍小型号，刚开始锉磨时一般磨削不下太多骨组织，随着髋臼锉的加大逐渐锉磨到凸起部位骨质。在这一过程中要小心操作，避免过度磨削髋臼后壁。

　　髋臼的型号一般会偏大一些，所以多数情况下臼杯会部分超出骨性髋臼缘，这一点无须多虑，锉磨时更应重视的是使臼杯的曲率与宿主骨的曲率一致及获得髋臼安放时的初始稳定性（**图8**）。

　　臼底或髋臼后壁等存在节段性骨缺损时，想使髋臼上、底、前、后4个面均为臼杯提供可靠骨性支撑是很困难的，这种情况下行髋臼锉磨时，要在髋臼上面提供可靠支撑的基础上，确保臼底面、前方、后方的3个面中至少有1个面，可能的话2个面，与上面合计共3个面与臼杯曲率一致，使得臼杯能够稳定安放。

图8 髋臼锉磨

a.髋臼锉磨

b.髋臼锉磨的注意事项

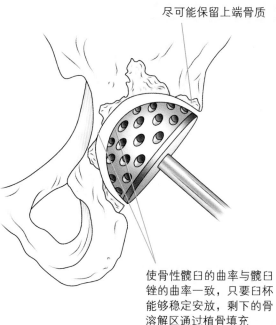

骨溶解部位

尽可能保留上端骨质

髋臼锉

边观察凹凸不平的凸起部分的磨削状况，边小心锉磨

使骨性髋臼的曲率与髋臼锉的曲率一致，只要臼杯能够稳定安放，剩下的骨溶解区通过植骨填充

c.骨缺损

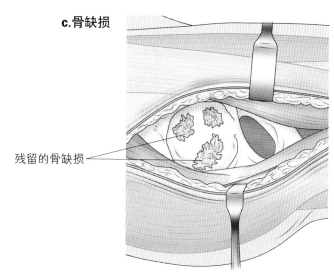

残留的骨缺损

◆ **要认识到，通过髋臼锉磨消除掉全部腔隙性骨缺损的做法，将造成更加巨大的骨缺损**

如果不做骨移植，单纯通过髋臼锉磨来消除掉全部骨缺损，骨缺损周边残存的骨组织将被一起磨削掉，有可能造成更加巨大的骨缺损。术者要认识到这一点。

联合使用骨移植的本术式要求尽可能保留自体骨量，所以不提倡通过髋臼锉磨来消除骨缺损的做法，锉磨结束时即使凹面存在骨缺损也没关系，此部位通过后面叙述的骨移植技术可以做出很好的新髋臼。即使为了螺钉固定后能获得良好的初始稳定，也应尽可能地保留自体的残留骨量。

9 骨移植（图9）

◆ **移植骨的采取与骨移植**

移植骨的来源主要通过锉磨同种异体股骨头来获得。如果有髋臼锉磨时的自体骨可以与异体骨混合使用。基本不使用大块骨移植。

即使臼底部或前、后面存在节段性骨缺损，只要其他部分的宿主骨与臼杯接触良好，就没必要使用骨片或骨块进行修补。本术式与骨水泥固定不同，不需要全周径的骨性包容，而是通过金属臼杯来获得内衬的稳定固定。

图9 骨移植
a.骨移植

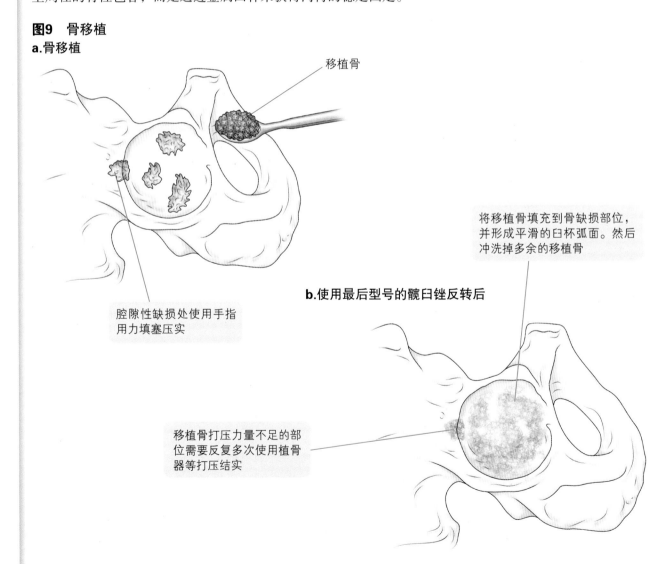

移植骨

将移植骨填充到骨缺损部位，并形成平滑的臼杯弧面。然后冲洗掉多余的移植骨

b.使用最后型号的髋臼锉反转后

腔隙性缺损处使用手指用力填塞压实

移植骨打压力量不足的部位需要反复多次使用植骨器等打压结实

使用小勺将锉磨股骨头所获得的异体骨放置到骨缺损部，再用植骨器压实。常规大小骨缺损需要股骨头2~3个，填充较大骨缺损需准备3~4个。骨缺损很小时也可以仅用颗粒状羟基磷灰石填充，但与宿主骨和髋臼杯的贴合性较差。

◆ 安放髋臼骨床的成形

植骨完成后，使用最后型号的髋臼锉进行反转，就可以得到很规整的安放髋臼的骨床。通过这一操作也可将多余的植入骨去除。然后进行充分清洗，去除多余的移植骨，植骨不足的地方再行补充植骨等处置，如此操作反复实施2~3次。

髋臼上方等未行骨移植的部位要尽可能冲洗干净，使得宿主骨面外露，以便臼杯与宿主骨直接接触。

10 臼杯的安放与螺钉固定（图10）

◆ 臼杯的安放

对于难以得到初始压配稳定的臼杯，使用同型号髋臼锉锉磨后实施螺钉固定时，臼杯在操作时会发生移动，需要把持器等辅助固定。笔者在使用同型号髋臼锉锉磨后，让助手使用臼杯把持器（Zimmer公司）维持住臼杯位置的同时进行螺钉固定。

近几年出现了骨小梁结构的生物型臼杯，即使轻微的压配也能与宿主骨形成较好的固定，所以可以不用髋臼把持器轻松进行螺钉固定操作，但是螺钉固定仍然是必要的。

◆ 螺钉固定

若想增强臼杯的固定强度，需要在以下方面下点功夫：将螺钉固定在臼杯边缘的螺钉孔中及呈放射状固定等。因骨缺损的存在，有时常规部位无法行螺钉固定，这时可以选用多孔臼杯。

图10 臼杯的安放与螺钉固定

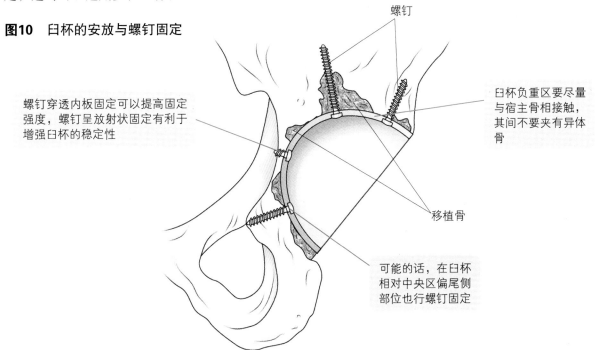

螺钉

螺钉穿透内板固定可以提高固定强度，螺钉呈放射状固定有利于增强臼杯的稳定性

臼杯负重区要尽量与宿主骨相接触，其间不要夹有异体骨

移植骨

可能的话，在臼杯相对中央区偏尾侧部位也行螺钉固定

螺钉固定要穿透内板，以获得坚强固定，至少固定2枚，一般采用3~4枚螺钉固定。臼底部内板通常会变得很薄，可以使用长度为10mm的螺钉（钛质骨钉，Nakashima公司）。

手术技巧及注意事项

臼杯置入时不要采用类似初次 THA 的强力打击压配技术，容易增加菲薄并硬化的髋臼发生骨折的风险。另外，通过髋臼的 under reaming 技术（比实际假体减小一号的锉磨技术）轻轻叩击获得臼杯的压配，看似臼杯获得了一定的稳定性，但臼杯与宿主骨之间会形成空隙，将导致骨长入不良，并成为将来臼杯松动的成因。

与螺钉固定相关的最大隐患即骨盆内血管损伤，要特别留意臼底部的闭孔动、静脉及位于髋臼前方的髂外动、静脉的损伤。当然在考虑螺钉固定位置时要尽量选择安全区域，并时常牢记在菲薄的髋臼壁深层有血管存在，钻孔时刚一突破内板就立即停止，不要使用长钻头，不使用测深器等，操作时谨慎小心。

难点解析

螺钉不能有效固定

如果使用多孔臼杯，一般总会找到可供固定的螺钉孔，如果没能找到螺钉有效固定位置，可以调整一下臼杯的位置，螺钉孔的位置改变后多数能解决这一问题。

如果仍然无法固定就只能锉磨后选择大一号的臼杯尝试压配固定。但是在这种情况下，要考虑到单纯依靠压配技术想在硬化的骨表面获得稳定固定是非常困难的。

11 股骨侧骨移植

生物型股骨柄如果没有松动，可以保留股骨侧假体，仅翻修髋臼臼杯。因骨溶解进行髋臼侧翻修手术的病例绝大部分股骨近段也同时存在骨溶解病灶，只要多孔涂层部位存在未破坏的骨长入区，就可以考虑用刮匙搔刮清理1、7、8、14区的骨溶解病灶，使用髋臼侧剩余的异体骨行加压植骨，术后可以获得良好的骨重塑[7]。

12 关节复位

安装内衬及股骨头试模并将关节复位，检查关节稳定性。与初次THA相同，可以根据稳定情况选用高边内衬及调整颈长。保留股骨柄病例在翻修臼杯前要对其前倾角做出评估，从而决定与之相匹配的髋臼前倾角，这一点在预防术后脱位上十分重要。

典型病例影像

【病例1】**适合手术（术后）**

ⓐ 术后即刻。实施颗粒状异体骨移植，54mm臼杯翻修重建。残留的臼杯上缘与负重区宿主骨尽可能与臼杯直接接触（箭头所示）。

ⓑ 术后7年。髋臼侧移植骨已重塑，股骨侧1区移植的异体骨也完成重塑过程（箭头所示）。

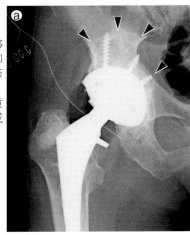
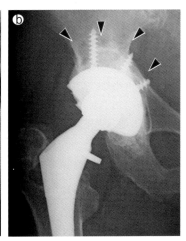

【病例2】**适合手术（术后）**

ⓐ 术后即刻。

ⓑⓒ术后2个月。未发现臼杯有移位。侧位片可看到植骨区（箭头所示）。

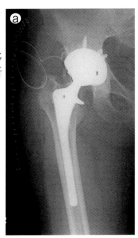
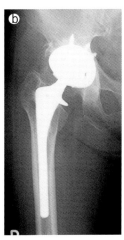
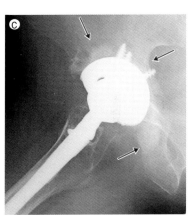

术后棘手难题及对策

术后存在臼杯松动移位的可能性，所以需要频繁的X线检查，另外很重要的一点就是观察是否存在负重时疼痛等临床症状。

术后康复治疗

翻修病例要根据术中臼杯固定的牢固程度调整术后康复计划。固定良好的病例1周后即允许完全行走，但通常情况下这种螺钉固定方式很难获得类似初次THA那样牢固的固定强度。一般分成以下几种模式进行康复训练。

（1）术后1周允许坐轮椅，2周开始体重1/3负重。

（2）术后2周允许坐轮椅，4周开始体重1/3负重。

（3）术后3周允许坐轮椅，6周开始体重1/3负重。

AAOS分类Ⅰ、Ⅱ型病例选择模式（1），AAOS分类Ⅲ型混合型骨缺损病例螺钉固定不十分坚固时选择模式（2），此后逐渐增加负重强度。另外，还需定期进行X线检查及血液检查，以观察臼杯有无移动、有无感染等情况。

●文献

[1] 中島康晴，岩本幸英．弛みを伴わないメタルシェルへの PE セメント固定．
OS Now Instruction No.9 人工股関節置換術：MIS から再置換まで応用でき
る手技のコツ．東京，メジカルビュー社，2009：165-169.

[2] 石井政次．サポートリングを用いた臼蓋側再置換術（KT プレート＋同種骨）．
OS Now Instruction No.9 人工股関節置換術：MIS から再置換まで応用でき
る手技のコツ．東京：メジカルビュー社，2009：148-156.

[3] 片山直行．impaction bone grafting を用いた臼蓋再置換術．OS Now
Instruction No.9 人工股関節置換術：MIS から再置換まで応用できる手技の
コツ．東京：メジカルビュー社，2009：157-164.

[4] 伊藤　浩，松野丈夫．大径セメントレスコンポーネントを用いた臼蓋側再
置換術．OS Now Instruction No.9 人工股関節置換術：MIS から再置換まで
応用できる手技のコツ．東京：メジカルビュー社，2009：136-147.

[5] 兼氏　歩，杉森端三，ほか．細粒状骨移植を併用したセメントレスポーラ
スカップにより臼蓋側再置換術．別冊整形外科 57，股関節疾患の治療 -up-
to-date．東京：南江堂，2010：113-116.

[6] ETIENNE G, BEZWADA HP, et al. The incorporation of morselized bone
grafts in cementless acetabular revisions. Clin Orthop, 2004, 428：
241-246.

[7] FUKUI K, KANEUJI A, et al. Should the well-fixed, uncemented femoral
components be revised during isolated acetabular revision? Arch
Orthop Trauma Surg, 2011, 131：481-485.

人工髋关节置换术

THA 下肢长度调整的要点

金泽大学大学院医学研究科功能重建学科（骨科）副教授　　**加畑多文**

下肢长度调整的特征

　　THA下肢长度的调整须兼顾以下三个重要因素：首先，要了解髋关节及邻近关节（脊椎、膝关节）的畸形情况并掌握患者主观与实际下肢不等长的尺寸；其次，要根据每个患者的解剖学特征做好适宜的术前计划；再次，要具有重现术前计划的正确手术操作技术。

髋关节及邻近关节（脊椎、膝关节）畸形情况的评估

◆ 通过术前诊察评估畸形状况

　　要检查行走步态、跛行特点、髋关节挛缩的状况（内收挛缩、外展挛缩、屈曲挛缩）、有无膝关节的屈曲挛缩、有无脊柱的代偿性侧弯等。

◆ 依据影像评估下肢长度差别

◉单纯X线影像

　　拍摄站立位及平卧位双髋正位片、双下肢全长正侧位片、腰椎正位片、脊柱全长正位片。在拍摄双髋正位片、双下肢全长正位片时为了修正影像的放大率，可以放置测量尺一起拍摄。摄片范围不单纯局限于髋关节，也包括下肢全长及脊柱全长。通过站立位片及平卧位片的对比分析，可以对下肢不等长的程度、原因及代偿机制等做出判定。另外，当存在明显腰椎侧弯时，在站立位、平卧位正位摄片的基础上，还要根据情况加拍腰椎向凸侧侧屈的功能位片，以了解腰椎的活动范围。

　　通常测量双下肢长度差的最常用方法是在双髋关节正位片上测量泪滴间连线与双侧小转子最高点之间的距离的差值（**图1**）。但在下肢力线异常、下肢长管状骨发育不良、髋膝关节挛缩等情况下则不具有参考价值。这时需要参考双下肢全长位片。

　　另外，关于下肢不等长的代偿是通过什么机制实现的（或什么因素加重了下肢不等长的表现），通过站立位片与平卧位片上骨盆侧方倾斜角度的变化、脊椎代偿性侧弯的变化等情况的分析基本可以做出判定。

◉CT

　　做双侧髂前上棘至双膝关节之间的CT扫描，利用CT的三维成像技术，可以很好地掌握在普通X线片上无法了解的髋关节屈曲挛缩的程度。

　　若使用三维测量模板，可以在三维立体层面上掌握假体植入前后下肢长度的变化情况。同时假体安放的理想位置、假体型号、旋转力线、偏心距的变化情况等都可以事先掌握，所以如果有条件应该尽量利用此项技术。

图1　下肢长度差的测量

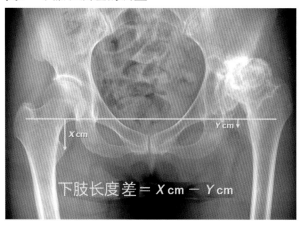

下肢长度差＝双髋正位片上泪滴间连线与双侧小转子最高点之间的距离的差值。

图2　足底垫高板

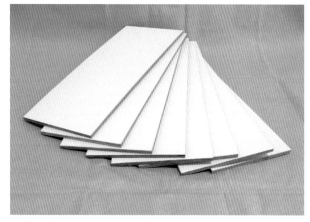

每块高度为5mm、用于调整下肢长度的足底垫高板。

掌握功能上的下肢长度差

　　双下肢实际长度的差值（客观上的下肢长度差）通过影像测量可以掌握，但主观上的下肢不等长只有患者自身才能感受到。为了了解患者主观感受的下肢长度差，笔者等制作了每块高度为5mm的可以用来调整下肢长度的足底垫高板，听取患者在垫高后站立及行走时的主观感受来作为手术设计的参考（**图2**）。

手术技巧及注意事项

　　主观感受上的下肢长度差是关节挛缩或腰椎等代偿状态下的下肢长度差值，并不等于是行 THA 时最佳的下肢长度矫正值。而另一方面，通过影像测量得到的为无视关节挛缩、腰椎代偿等因素的实际下肢长度差值，如果 THA 术中按此数值矫正，一旦术后挛缩或代偿改变没有因为 THA 得到充分改善，术后患者反而会出现患肢过长的感觉。

　　所以，客观的下肢长度差值也并不一定是最佳的下肢长度矫正值，最佳的下肢长度矫正值也可以认为是在下肢长度主观差值与客观差值之间，没有明确的测算方法，个体间差异很大[1]，在做术前计划时要将这一点考虑在内。

术前计划

◆ 下肢长度矫正值的确定

●双下肢等长时（双侧病例，股骨头坏死等）

　　单侧病例或双侧病例进行单侧手术时，术前计划中不需要延长下肢，按照与术前等长的方案进行设计。双侧病变同时手术的情况下，下肢多少延长一点也是允许的。

●双下肢不等长时

　　·不存在关节挛缩或腰椎代偿等情况（股骨头坏死、RA、快速破坏性髋关节病、原发性骨性关节炎、先天性髋关节发育不良 Crowe I 型合并OA等）

　　制订术前计划时，最佳的下肢长度手术矫正值就是双下肢实际长度差值。

　　·患肢短缩，骨盆向患侧倾斜时（图3）

　　这是最常见的类型，骨盆向患侧倾斜，健侧髋关节轻度内收，患侧轻度外展以代偿下肢不等长（**图3a**、**图3b**）。站立时腰椎代偿性侧弯凸向患侧（**图3c**）。

图3 患肢短缩，骨盆向患侧倾斜病例
a.Crowe Ⅱ型半脱位性髋关节病
平卧位双髋正位片，实际下肢长度差值为3cm。
b.代偿的确认
骨盆向患侧倾斜，健侧髋关节轻度内收，患侧轻度外展以代偿下肢不等长。
c.脊柱骨盆力线
在平卧位脊柱骨盆力线有所改善。
d.高度矫正
按照实际下肢长度差值实施了矫正，术后没有不适感，双肩连线水平。

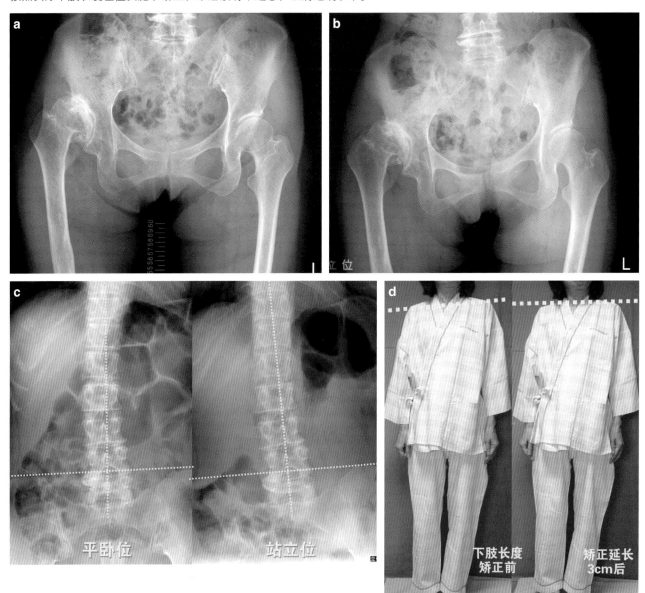

这时候就需要考虑术后腰椎的代偿能否完全消除的问题了。如果腰椎的侧弯在站立位明显而在平卧位就基本恢复，则在制订术前计划时就将最佳的手术下肢长度矫正值设定为双下肢实际长度差值。如果在平卧位侧弯也无明显改善，则需补拍腰椎患侧（凸侧）侧弯的功能位X线片，了解腰椎活动度。即便平卧位侧弯没有完全改善，只要腰椎侧屈不受限，制订术前计划时仍将最佳的下肢长度矫正值设定为双下肢实际长度差值（**图3c、图3d**）。

若腰椎因骨赘等原因出现不可逆的畸形改变，也不能充分侧屈时，设计的下肢长度矫正值就要介于实际下肢长度差值与主观下肢长度差值之间。

图3　患肢短缩，骨盆向患侧倾斜病例（续）
e.术后6个月
按照实际下肢长度差值进行了延长矫正，下肢不等长消失，6个月后骨盆倾斜得到矫正。
f.术后双下肢全长位片
下肢不等长现象消失。

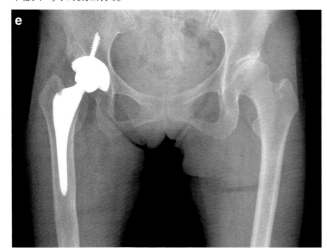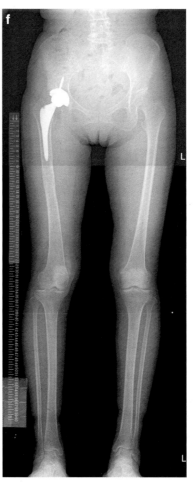

手术技巧及注意事项

　　依据实际下肢长度差值进行延长矫正时，在术后骨盆侧方倾斜恢复之前患者会感觉手术侧下肢过长，这种感觉可能会持续几个月的时间，因此要在术前跟患者交代清楚（**图3e**）。

·患侧下肢短缩，骨盆向健侧倾斜时（图4）

　　这种情况多发生于髋关节畸形较重病例，患侧髋关节存在内收挛缩畸形。髋关节发生内收挛缩时，重心一旦倾向患肢躯干将会向患侧倾倒，为了代偿这一问题身体重心只能向健侧偏移，使得患侧下肢能够尽量垂直于地面以维持身体的平衡。其结果就使得患侧骨盆抬高，骨盆向健侧倾斜（**图4a**）。

　　这时下肢主观短缩长度就会大于实际短缩长度，患者自我感觉下肢的短缩长度要远远大于实际情况。这就需要考虑腰椎的代偿性侧弯与关节的内收挛缩术后能否完全消除的问题了。从临床经验上看，内收挛缩畸形要比外展挛缩更容易较早期地获得骨盆代偿性倾斜的改善[2]，所以笔者的做法是，即使腰椎的侧弯是不可逆的，也不参照主观下肢短缩长度来调整肢体长度，而是以客观实际短缩长度作为下肢最佳长度矫正值来制订术前计划。同时术中实施内收肌切断术，术后积极行康复训练以充分纠正内收挛缩畸形。通过这些手段获得了较好的下肢长度矫正（**图4b**、**图4c**）。

图4·患侧下肢短缩，骨盆向健侧倾斜病例

a.股骨头Perthes病（股骨头骨骺骨软骨病）样形态及内收挛缩导致患肢短缩

骨盆向健侧倾斜。

b.站立位与平卧位的比较

无论站立位还是平卧位，骨盆的侧方倾斜与腰椎的侧弯程度均没有明显变化。

c.术后6个月

按实际下肢长度差值进行了下肢长度矫正。术后内收挛缩纠正，下肢不等长与骨盆侧方倾斜均获得矫正。

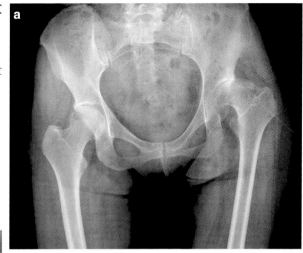

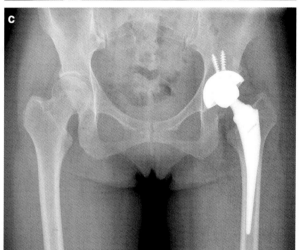

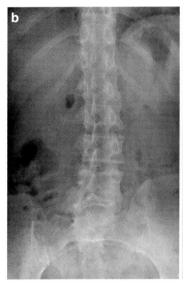 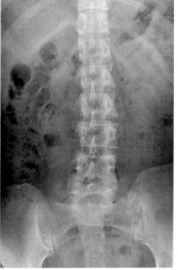

站立位   平卧位

·高位脱位髋关节及其他客观短缩长度超过4cm的病例

THA手术一次性下肢延长的安全长度没有确切的标准，被临床大部分医生所接受的长度为3~4cm[3]，所以，对于下肢需要延长超过4cm以上的病例，术后可能不得不残留一定的肢体不等长。

此外，为了植入假体，下肢延长必须超过上述标准的病例，可以联合应用股骨短缩截骨术。而股骨头臀肌内脱位形成假性漂浮关节的先天性髋脱位病例，下肢长度矫正可以在徒手牵引股骨头下移的基础上再延长3~4cm[4]，总延长量可达5~7cm（**图5**）。

·患侧下肢较健侧长时

这种情况极为少见，术前按照等长考虑也说得过去。按照笔者的经验，术中适量的短缩（1cm左右）是可以达到的，术后未发生肌肉无力或脱位现象。

◆ **假体的植入位置与适宜假体的选择**

为了调整下肢长度，有必要选择合适的假体安放到合适的位置。笔者的理念为，生物型臼杯尽量安放在原位髋臼位置，主要通过股骨侧调整下肢长度。

股骨柄使用具有2种以上颈干角可选的产品，可以根据下肢需要矫正的长度分别选用，特别是下肢长度矫正值较小的病例，使用颈干角偏小的假体更利于下肢等长的调整[5]。术前联合使用二维及三维的测量模板，确定适宜的假体安放位置，选择可以获得适宜下肢长度矫正的植入物。

图5 髋关节高位脱位或实际下肢长度差值在4cm以上的病例

a.双侧髋关节脱位至臀肌内

b.大转子牵引下移

透视下通过徒手牵引可以使大转子下移2cm左右。

c.徒手牵引联合手术的患肢下移长度

安放股骨柄后患肢需要下移延长10.5cm，单纯徒手牵引可下移2cm，如果通过手术可以一次性延长3.5cm，那么短缩截骨5cm就可能达到关节复位的目的。

总的下肢延长长度为5.5cm。

d.短缩截骨病例

双侧均实施了5cm 的短缩截骨术，下肢延长5.5cm。

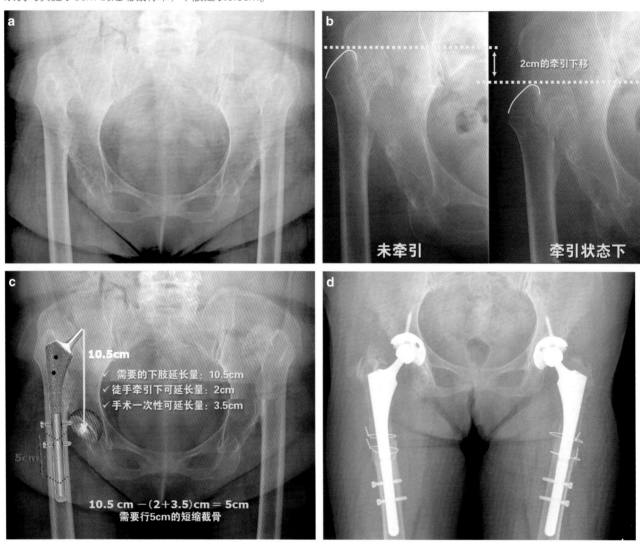

手术技巧及注意事项

下肢需要矫正长度较小的病例如果使用颈干角较大的股骨柄假体，为了兼顾调整下肢长度与偏心距，有时不得不增加股骨颈截骨量以降低股骨距的高度，所以颈干角偏小的假体更易于进行下肢长度的调整。当然，有些病例使用较大颈干角的假体效果更佳，所以术前计划及模板测量一定要认真实施，根据病例来进行个体化股骨柄的选择是非常重要的。

手术技术

在实际手术操作中，软组织的松解及将假体安放到适宜位置，是确保恰当的下肢长度调整和获得良好的生物力学性能的重要环节。

1 关节囊的处理

下肢延长长度超过2.5cm的病例、有明显关节挛缩的病例、股骨颈短小希望矫正偏心距的病例等，均需要将关节囊从髋臼整个周缘切开。切除髋臼周边的骨赘，不仅有利于手术显露，同时可以松弛紧张的软组织，也有利于下肢的延长。

2 安装试模与复位

下肢延长长度达3~4cm时，安装试模行临时复位常常会遇到困难。这时可以选用22mm的股骨头试模，使用可以复位的小号髓腔锉先临时复位，在复位状态下适应一段时间，活动关节以牵张松解紧张的软组织。

用手指探查过度紧张的软组织，根据情况可以行部分切断。在此过程中，臀中肌是唯一不可损伤的组织结构。通常瘢痕化或肥厚的关节囊残留部分是导致紧张的主要因素，有时也可见到因髂腰肌紧张影响复位的情况，特别是有明显屈曲挛缩的病例，可以将髂腰肌的止点从小转子剥离切断达到松解目的。

采用后方入路时将臀大肌在股骨上的腱性部分松解后可以方便复位。最后更换预定型号的试模再复位关节。

通过以上的操作顺序慢慢牵拉延长患肢，这一点十分重要。

3 手术的最终确认

最终的试模安装完毕后，要即刻检查确认手术是否是按照预定计划完成的。检查确认的方法包括：术中X线摄片或术中C臂机透视，或使用特殊测定装置[6]、导航设备等。笔者采用在试模安装完毕后拍摄X线片的方法来确认是否按照预定计划安放了假体，以及下肢长度及偏心距调整是否达到目的。尤其重要的是术后患肢长度不要超过健侧下肢。

存在明显内收挛缩时，缝合关闭切口后取仰卧位，将紧张的内收肌腱性部分切断。在患者麻醉清醒后一定要检查确认有无神经麻痹现象。

术后康复治疗

下肢延长长度较大时，术后因股四头肌、髂腰肌、臀中肌过度紧张会导致髋关节后伸、内收活动受限。为了保护坐骨神经，术后髋关节要先维持在稍微屈曲外旋位，逐渐将关节伸直。

如前所述，当髋关节残留有挛缩畸形时，患者术后会有主观上的肢体不等长感觉。对于术前存在屈曲内收挛缩的病例或因下肢大幅度延长而致术后屈曲外展挛缩的病例，需要采取积极的康复训练措施。

●文献

[1] KOGA D, JINNO T, et al. The effect of preoperative lateral flexibility of the lumbar spine on perceived leg length discrepancy after total hip arthroplasty. J Med Dent Sci, 2009, 56 : 69-77.

[2] 安部聡弥，増田武志．外転拘縮例における人工股関節全置換術前後の spinopelvic alignment の変化．日本人工関節学会誌，2010, 40 : 346-347.

[3] EDWARDS BN, TULLOS HS, et al. Contributory factors and etiology of sciatic nerve palsy in total hip arthroplasty. Clin Orthop Relat Res, 1987, 218 : 136-141.

[4] 徳重厚典，重松正森，ほか．高位脱臼股 (Crowe Ⅳ) に対する人工股関節置換術における脚延長の予測．日本人工関節学会誌，2008, 38 : 286-287.

[5] 小林 聡，清水直史，ほか．ステムの頚体角が脚長差に及ぼす影響．日本人工関節学会誌，2010, 40 : 648-649.

[6] 前田 亨，加畑多文，ほか．人工股関節置換術術中における脚長計測器の使用．関節外科，2006, 25 : 88-91.

TSA 术后脱位的处理对策

东邦大学医疗中心大桥医院骨科副教授　池上博泰

本术式的特点

根据2010年统计结果，在日本每年实施的人工全肩关节置换术（total shoulder arthroplasty, TSA）为252例，这个数值与人工全膝关节置换术（TKA）的69 178例、人工全髋关节置换术（THA）的43 584例相比是非常少的。人工肱骨头的置换每年约有1 650例，可以推测肩胛骨假体的植入可能是一个妨碍因素。

肩胛骨关节盂在术中的充分显露对肩胛骨假体的植入至关重要。此外，因为日本国内的手术病例数很少，手术例数较多的国外报道、教科书知识及文献知识也是十分重要的。为了避免术后脱位、获得良好的活动范围，必须精通后面叙述的肩关节的解剖特征（特别是偏心距），不仅手术自身，术后康复治疗也必须予以充分重视。

适应证

退行性肩关节炎、类风湿性肩关节炎肩关节进行性破坏、陈旧性肩关节脱位等均为本术式的适应证。目前在日本国内可以使用的只有解剖型肩关节假体，还没有国外使用的反式肩关节假体，所以，对于肩袖损伤无法重建的病例不作为TSA的适应证（可行人工肱骨头置换术）。另外，伴有感染或腋神经麻痹的病例也在本手术适应证之外。对于病变严重、肩胛骨骨量已经很少的病例，手术将会十分困难。

肩关节的偏心距（图1）

肩关节存在几个偏心距，肱骨头的后方偏心距（肱骨头中心偏离肱骨轴线向后的距离）尤为重要。另外，还有肱骨的内侧偏心距（肱骨头中心偏离肱骨轴线向内侧的距离）、肱骨的后倾角度（实际角度个体间差异很大）。对肩关节的这些解剖学特征必须充分理解掌握。

术前准备

◆ 术前检查的准备情况

术前检查项目除了全身麻醉所需要的一般检查外，还需进行双肩关节的体格检

图1 肩关节的偏心距[1]

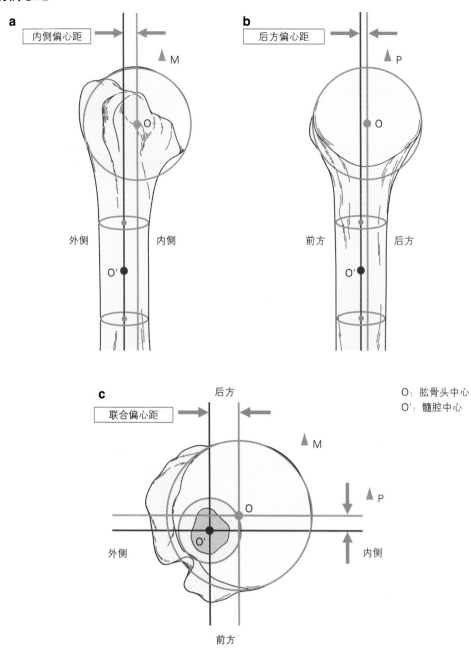

O：肱骨头中心
O'：髓腔中心

查及肘关节、手部、指关节的体格检查。肘关节以下的体格检查在类风湿性关节炎病例中尤为重要。体格检查项目中要重点检查肩关节的活动范围（主动活动与被动活动）、肌萎缩的情况及肌力的检查等。

◆ **影像检查的准备情况**

肩关节的X线片、CT、MRI（磁共振成像）检查是必备项目，根据各医院情况也可行超声检查。

◆ **手术体位的准备情况**

采用沙滩椅位。患侧的肩关节靠近手术台边缘，使得患侧上肢可以放到手术台外侧。要确保在术中进行肱骨锉磨、插入假体柄时肩关节可以充分伸展。

类风湿性关节炎的病例有时存在其他关节的病变（特别是颈椎病变）或者既往有人工关节手术史（人工肘关节等）等情况，要予以重视。

手术步骤

1 前方入路

2 肩胛下肌腱的切开与延长

3 肱骨头截骨

4 肩胛骨的显露与肩胛盂假体部件的植入 难点

5 肱骨柄的植入

6 肱骨头的安装 难点

7 肩胛下肌腱的缝合

典型病例影像

【病例】 适合手术（术前）

78岁，男性，左肩退行性关节炎。因左肩疼痛及活动受限希望手术治疗。

ⓐ 单纯X线片。
双肩关节间隙狭窄，关节面不平整，肩胛骨、肱骨头可见骨赘形成。为双侧退行性关节炎，左侧影像学表现、症状更加严重。

ⓑ CT。
可见骨赘及关节间隙狭窄。3D-CT影像可以对关节盂做出评估。

ⓒ MRI。
冈上肌腱变薄但连续性存在。

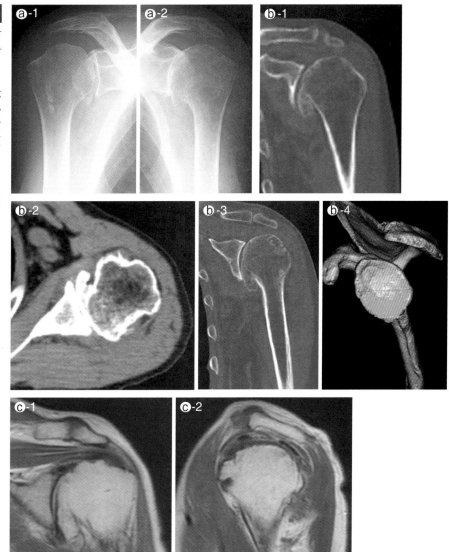

手术技术

1 前方入路

TSA最常用的手术入路即前方入路（三角肌与胸大肌之间）和上方入路（肩袖连接疏松部位或冈上肌腱断裂部位）。在此就笔者采用的前方入路做一介绍。

皮肤切口（**图2**）从喙突最高点沿腋前线下行（可以根据需要向远、近端延伸，绝大部分病例无须延长）。皮肤切开后，紧贴筋膜表面游离皮瓣找到三角肌与胸大肌间隙。在此间隙有脂肪组织及头静脉，结扎三角肌侧的血管分支，将静脉与胸大肌一起牵开显露肌间结构（**图3**）。

找到喙肩韧带、喙突及其上附着的联合腱结构，在联合腱的外侧朝向三角肌纵向切开筋膜，将联合腱牵向内侧显露其下的肩胛下肌腱。在此过程中注意不要切割到喙肩韧带，另外，牵拉联合腱时，要将喙突下4~5cm处的肌皮神经用拉钩保护好以免损伤。

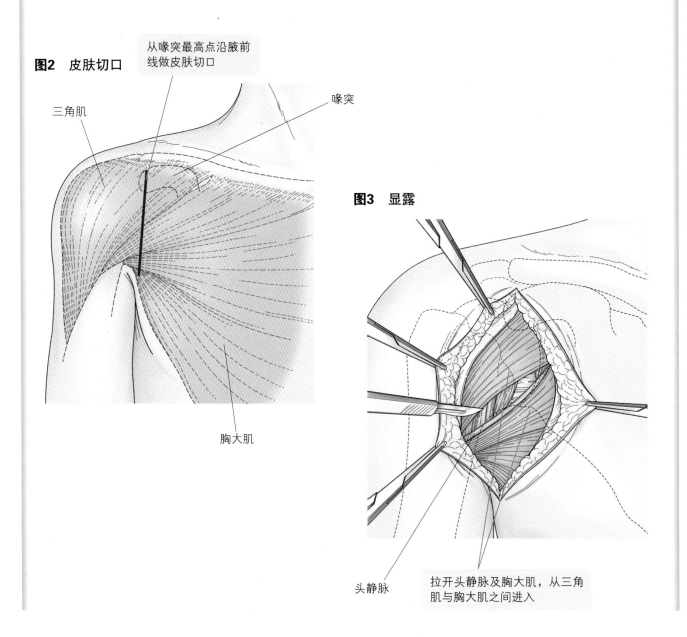

图2　皮肤切口

从喙突最高点沿腋前线做皮肤切口

三角肌

喙突

胸大肌

图3　显露

头静脉

拉开头静脉及胸大肌，从三角肌与胸大肌之间进入

2 肩胛下肌腱的切开与延长

肩胛下肌腱有以下三种处理方式。

（1）肩胛下肌腱切开。

（2）肩胛下肌腱骨膜下剥离。

（3）小结节截骨术。

对于术前被动外旋活动受限病例及冈上肌腱断裂的病例，因为术后可能需要做肩胛下肌腱的延长或依据Cofield术式做肩胛下肌腱的上移，所以笔者采用的是肩胛下肌腱骨膜下剥离方式。

实际操作中，以结节间沟至肱二头肌腱为标志，尽可能保留连续骨膜的长度，将肩胛下肌腱剥离（**图4**）。另外，全部病例均行肱二头肌长头腱切断、腱骨固定术。

在切开肩胛下肌腱下方纤维时，要注意腋神经与旋肱前动、静脉。笔者在关节囊内插入牵开器，采用从关节内切开的处理方法（因为腋神经走行在肩胛下肌腱的浅层）。将切开的肩胛下肌腱用缝线做标记，便于下一步修复。

手术技巧及注意事项 ···

有时肩胛下肌腱会变得很薄，要注意小心仔细切开剥离，不要使薄弱的肩胛下肌腱再受到损伤。将肩胛下肌腱与喙肱韧带从喙突开始充分游离。

接下来将关节囊从盂唇结合部切开，使得肩胛下肌腱可以得到充分的滑移度。

图4 肩胛下肌腱剥离

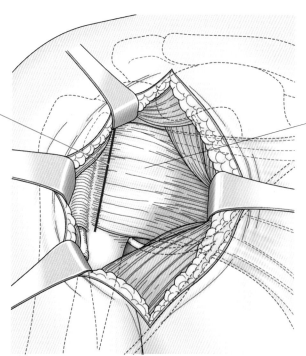

尽可能保留连续骨膜的长度，将肩胛下肌腱剥离

肩胛下肌腱

图5 肱骨头截骨

在肱骨颈部插入拉钩抬高肱骨头，将保护关节盂的拉钩置入骨锯与肩胛骨之间进行截骨操作

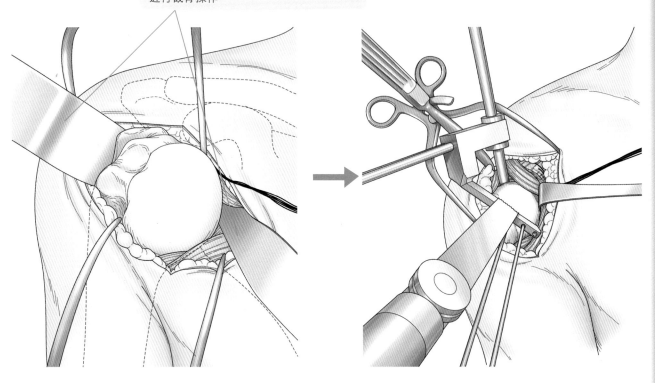

3 肱骨头截骨

根据选用假体的不同，截骨方式多少有些差异，一般采用截骨模具进行肱骨头的截骨。此时要在术野内仔细确认术前计划的截骨部位，注意不要导致大结节的切割及冈上肌腱的损伤。

手术技巧及注意事项

> 肱骨头下骨赘增生严重的时候，一定要首先切除骨赘，认真观察肱骨头软骨面后再行截骨。

在进行截骨操作时要始终注意观察肱骨头的关节面与肱骨长轴的夹角，并对术前计划所做的后倾角度合适与否做出判断。后倾不足在术后容易产生前方或前上方脱位，后倾角度过大则会将后方的大结节连同肩袖一起截掉。注意摆锯不要伤及肩胛骨关节盂，在肱骨颈部插入拉钩抬高肱骨头，将保护关节盂的拉钩置入骨锯与肩胛骨之间进行截骨操作（**图5**）。

肱骨髓腔扩大及锉磨会导致出血量的增加，所以可在关节盂假体安装完毕后再开始操作。肱骨头截骨后，应安装金属保护板以避免拉钩损伤截骨面。

图6　关节盂的显露

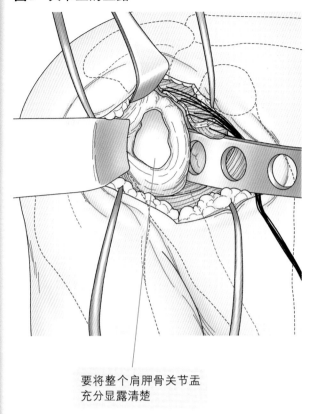

要将整个肩胛骨关节盂
充分显露清楚

图7　制作中央孔

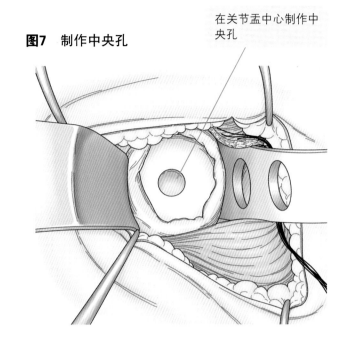

在关节盂中心制作中
央孔

4 肩胛骨的显露与肩胛盂假体部件的植入 难点

　　如前所述，在植入肩胛盂假体时，将肩胛骨关节盂充分显露清楚是十分重要的，将肩胛骨维持于旋前位，将肱骨向后方推压，就可以较好地显露出关节盂（**图6**）。

手术技巧及注意事项

　　退行性关节炎病例不一定需要此项操作，但对于类风湿性关节炎病例及后方关节囊高度紧张病例，于后方关节囊与盂唇交界处切开关节囊，可以方便将肱骨推压到后方。

　　有些教科书建议在处理关节盂之前首先将盂唇切除，笔者认为只要不妨碍操作就不必切除。这是因为在使用肩胛盂锉去除残留的软骨时，保留盂唇反而可以减小肩胛骨关节盂被损伤的风险，这在肩胛骨关节盂骨量较少的情况下显得尤为重要。

　　笔者使用的假体类型要求首先在关节盂的中心制作一个中央孔（**图7**），将与肩胛盂尺寸相匹配的肩胛盂锉的突起部插入中央孔完成最终的关节盂的锉磨。所以这个中央孔的前后、上下的角度决定了随后关节盂锉的插入角度，一定要慎重钻制。制作中央孔时要参考术前的CT影像及术中插入肩胛骨颈部的拉钩前端的倾斜方向。

图8　松质骨移植

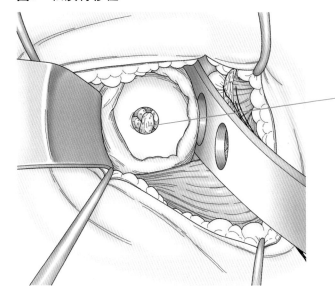

骨皮质贯通时，可从切除的肱骨头处采集松质骨进行骨移植

图9　关节盂的锉磨

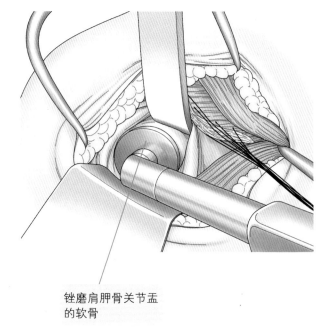

锉磨肩胛骨关节盂的软骨

图10　关节盂假体部件的植入

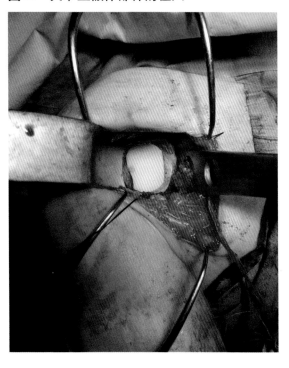

　　肱骨向后方的推压不充分时，容易造成前倾，从而导致肩胛骨后方的骨皮质穿透。这时在调整方向的同时，必须从切除的肱骨头处采集松质骨行骨移植术，以填塞贯通的孔洞（**图8**），否则将会存在因为骨水泥的流出而导致肩胛上神经麻痹的风险。笔者本着多少增加一点肩胛骨骨量的目的，在中央孔制作完成后，将从肱骨头采集的松质骨填充到中央孔中并行打压植骨。

　　肩胛骨关节盂经过上述处置后，安装关节盂部件试模，检查确认肩胛盂与关节盂部件匹配良好后，植入关节盂假体部件，用骨水泥固定（**图9**、**图10**）。

图11　肱骨髓腔的锉磨

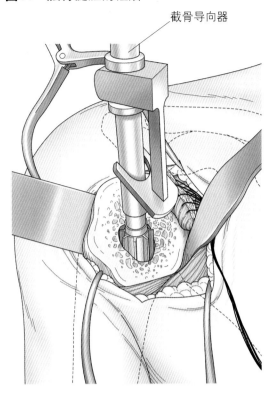

截骨导向器

图12　肱骨柄的植入

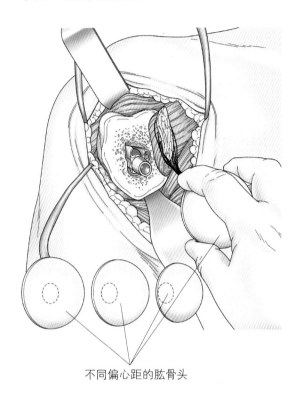

不同偏心距的肱骨头

5 肱骨柄的植入

关节盂假体部件植入后，多余的骨水泥一定要切实清除干净。肩关节周围腔隙较多，要认真检查，不要残留骨水泥碎片。另外，在将推压到后方的肱骨牵拉至前方的过程中，要小心操作，不要挂碰到关节盂假体部件。肱骨柄直径的选择要依据术前单纯X线片的测量及术中扩髓时的手感来最终确定（**图11**）。

一般多选用生物型固定假体，但对于骨质疏松严重、残留有肱骨柄旋转不稳的高龄患者，也可采用骨水泥固定。此时一般使用骨水泥枪，但对于重度骨质疏松的病例，要注意可能出现因骨水泥枪而导致骨折的情况。

在插入肱骨柄前，可以将采自肱骨头的松质骨填充在肱骨颈内侧，以防止插入时肱骨柄的内翻。

6 肱骨头的安装

为了重建前面所述的偏心距，现在的人工肩关节假体配备有偏心性的肱骨头。所以，通过试用各偏心试模使假体尽量多地覆盖截骨面，然后复位观察周围软组织的张力情况，综合分析最终确定肱骨头的大小及偏心程度（**图12**）。

可以说这个选择决定了TSA术后的功能疗效（特别是活动范围），这一说法并不夸张，然而遗憾的是，其偏心程度并不能通过术前的影像检查轻易确定，所以只能在术中通过试用各种不同的试模，细心比较，分辨周围软组织的张力情况来得出结论。

Masten等[2,3]的报告中提出了40-50-60标准（上肢下垂体位可外旋40°、肱骨头向后方允许有50%的松弛度、上肢外展90°位可内旋60°）。笔者所采用的方法：单手向下牵引患肢时，两根手指可轻松进出肱骨头与喙肩峰韧带间隙，肱骨头向后方有50%的松弛度，同时在直视下确认患肢上举过程中肱骨头旋转中心的一致性。

7 肩胛下肌腱的缝合

为了缝合肩胛下肌腱，在插入肱骨柄之前就应预先在小转子处或截骨部位预置好2号聚酯缝线。另外，笔者对多数病例选择将肩胛下肌腱的缝合止点上提，将其与冈上肌腱缝合（**图13**）。

究其理由，是因为在日本国内行TSA的很多病例，其冈上肌腱已经菲薄化或者存在不全断裂，期待这一做法能够达到类似Cofield术式的肩胛下肌腱的肱骨头下压效果。此时一定要注意，在缝合时要维持肱骨外旋位，否则术后将发生内旋挛缩。肩胛下肌腱缝合后，在三角肌下放置引流，逐层缝合切口。

考虑到麻醉苏醒时的不稳情况，术后次日再行袜套悬吊固定。

图13　肩胛下肌腱的修复

将肩胛下肌腱的缝合止点上提，与冈上肌腱缝合

将肱二头肌长头腱切断，行腱骨固定

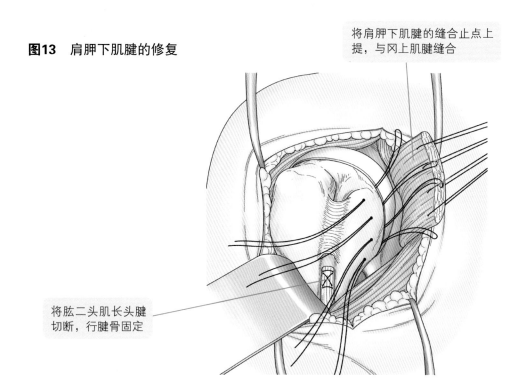

典型病例影像

【病例】 适合手术（术后）

ⓐ 术后单纯X线片。
TSA术后，肱骨头被安放在高出大结节5mm的位置，肩胛骨内的关节盂假体部件位置良好。
ⓑ 术后CT平扫。
肱骨柄的髓腔充填良好，关节盂假体部件安放位置良好。

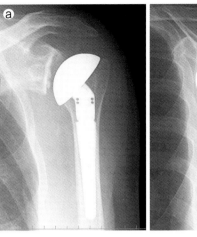

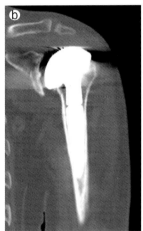
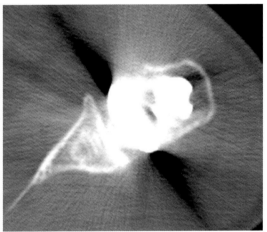

术后康复治疗

术后次日即开始积极地进行关节活动范围训练。具体方案如下：术后第2天至第3天，首先从弯腰上肢下垂活动开始，逐渐增加钟摆运动、步行随身体前后摆臂运动等，三角巾固定会加重内旋挛缩，所以不建议使用。通过手的自然下垂维持上肢的内外旋中立位，2周内仅限制上肢的被动外旋活动。

尽可能早期开始仰卧位的肩关节被动上举运动，因为要想获得良好的TSA术后活动功能，必须尽早使得肱骨头能从喙肩峰韧带下自由通过，这一点十分重要。

● 文献

［1］ BOILEAU P, WALCH G. The three-dimensional geometry of the proximal humerus：Implications for surgical technique and prosthetic design. J Bone Joint Surg, 1997, 75-B：857-865.

［2］ MATSEN FA Ⅲ, LIPPITT S B. Shoulder Surgery：Principles and Procedures. WB Saunders：Philadelphia, 2004: 478-480.

［3］ MATSEN F A Ⅲ, CLINTON J, et al. Glenohumeral arthritis and its management. The shoulder fourth edition. Rockwood C A, Matsen F A Ⅲ , eds. WB Saunders: Philadelphia, 2009: 1089-1246.

TSA 翻修置换术的关键点

福冈大学筑紫医院骨科教授　**柴田阳三**

TSA翻修置换术的适应证

人工全肩关节置换术（TSA）与其他部位的人工关节一样，存在因松动、感染及假体周围骨折需要取出假体，翻修置换，以及骨折复位内固定的情况，主要分为肱骨假体部件翻修与关节盂假体部件翻修两大类。

假体松动的评估

◆ 肱骨假体部件松动的评估

采用评估人工髋关节股骨柄松动的Gruen分类[1]方法，将肱骨柄周围分成7个区域，评估柄与髓腔间的透亮带程度。

随访比较各时间点X线片，如果出现透亮区的扩大、肱骨头髓腔内下沉或肱骨柄力线偏移，就可诊断为肱骨柄假体松动（**图1**）。

◆ 关节盂假体部件松动的评估

单纯X线片发现关节盂假体背侧或假体翼周围骨与骨水泥之间存在透亮带（**图2**），关节盂假体下沉至肩胛骨关节盂内，即可做出诊断[2]。

图1　松动的评估

本病例在外院因肱骨近端骨折实施髓内钉固定后，又因假关节形成而改行人工肱骨头置换术。与左侧术后即刻的影像相比，右侧影像不仅可见柄尖端的骨折，而且1~7区均可见骨透亮带。

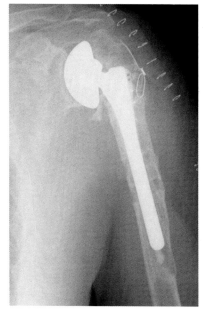
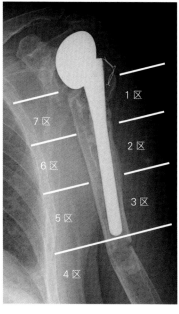

图2 关节与假体部件松动的评估

根据连续不同时间点的单纯X线片中骨–骨水泥界面透亮带的进展情况进行评估。

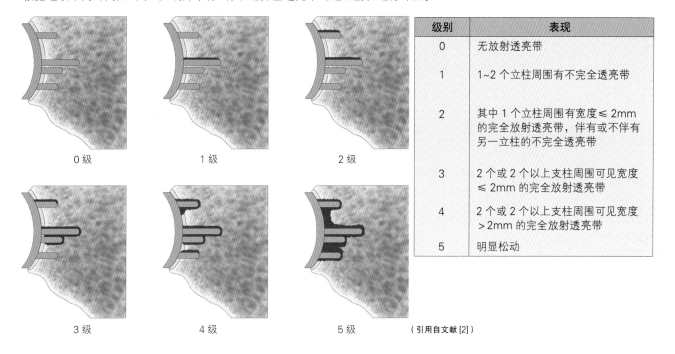

级别	表现
0	无放射透亮带
1	1~2 个立柱周围有不完全透亮带
2	其中 1 个立柱周围有宽度 ≤ 2mm 的完全放射透亮带，伴有或不伴有另一立柱的不完全透亮带
3	2 个或 2 个以上支柱周围可见宽度 ≤ 2mm 的完全放射透亮带
4	2 个或 2 个以上支柱周围可见宽度 > 2mm 的完全放射透亮带
5	明显松动

0 级　　　1 级　　　2 级

3 级　　　4 级　　　5 级　　　（引用自文献 [2]）

　　肩胛骨关节盂原本就是骨量较少的部位，有时对于骨水泥固定的关节盂假体部件的松动诊断起来非常困难，这时就需要做各时间段的CT随诊观察，针对症状加重时间段的影像结果进行比较分析。

　　如果骨量条件允许安装新的关节盂假体部件就实施一期翻修置换术，骨量不足则先行髂骨植骨，若术后疼痛不缓解，再行二期关节盂假体翻修置换术。

肩袖状况评估

　　通常使用的非连接型TSA要求肩袖功能必须良好，但是在MRI影像中因为假体伪影的原因，无法对肩袖情况做出评估。肩袖无断裂或虽然断裂但可修复重建，这一点是关节盂假体翻修置换的绝对必要条件。

　　怀疑肩袖断裂时一般使用碘造影剂进行关节造影，对于肩袖无法重建的病例，可作为反式人工全肩关节置换术（reverse total shoulder arthroplasty, reverse TSA）的适应证，但是不适合本方法。

术前准备

◆ 手术时机的再确认

　　关节盂假体一旦松动，病情将进展迅速，若发展到假体部件破损、翻转脱落、骨破坏严重时，就会丧失翻修置换的机会。因此必须慎重分析，确定翻修手术的时机。

◆ 麻醉与手术体位的准备

采用全麻插管联合斜角肌部位的神经阻滞麻醉。原则上采用沙滩椅体位（**图3**），上半身抬高之前不做头部与下颌部的固定带固定。

沙滩椅体位专用的一次性铺单在肩关节下方有一个很大的口袋，可以确保出血及冲洗液不会溅洒到其他地方（**图4**）。

◆ 手术器械的准备

在常用筋钩的基础上，还需准备切口牵开器及显露关节盂时使用的各种关节盂拉钩（**图5**）。

图3 沙滩椅体位

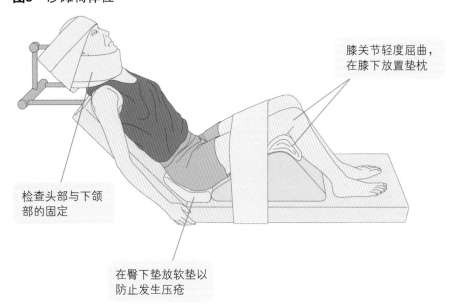

膝关节轻度屈曲，
在膝下放置垫枕

检查头部与下颌
部的固定

在臀下垫放软垫以
防止发生压疮

图4 沙滩椅体位专用的铺单

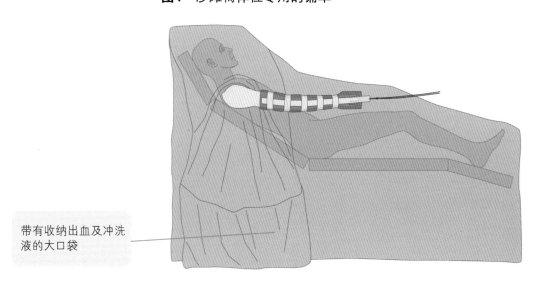

带有收纳出血及冲洗
液的大口袋

118

图5 关节盂拉钩
关节盂的前、后及下方共需要3把关节盂拉钩。

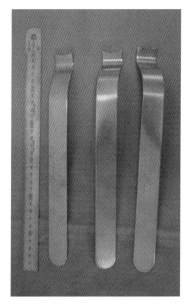 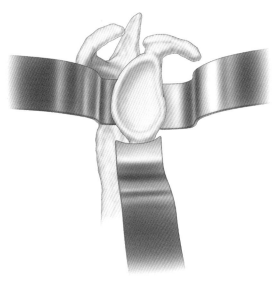

手术步骤

1 肩关节前方手术入路

2 肩关节的显露及假体的取出

3 关节盂的处置

4 切口闭合

典型病例图像

【病例】 翻修手术前

83岁，男性。9年前因左侧原发性退行性肩关节炎行TSA手术。TSA术前活动度：上举80°，下垂位外旋0°，内旋仅能触及臀部。JOA评分中疼痛分值为10分，总分值为43.5分。
TSA术后功能得到改善，上举130°，下垂位外旋45°，内旋能达到L3水平。JOA评分中疼痛分值为30分，总分值为92分。
随后肩关节痛再次复发，上举降为120°，下垂位外旋40°，内旋能达到L3水平，JOA评分中疼痛分值为20分，总分值降至85分。单纯X线片可见关节盂假体的磨损及松动（ⓐ、ⓑ），CT示关节盂假体周围透亮带明显，假体短桩无移位（ⓒ），这时即建议患者行关节盂假体部件的翻修手术，但因为疼痛及功能障碍较轻，患者拒绝手术。
大约1年后，左肩疼痛加剧，功能严重受限，上举30°，外旋30°，内旋能达到臀部，JOA评分中疼痛分值为0分，总分值为30.5分。单纯X线片示关节盂假体短桩内的标记针已经移位（ⓓ），CT示关节盂内部骨量基本消失，已经丧失行一期翻修置换的机会（ⓔ、ⓕ）。为了缓解疼痛，实施了翻修手术。

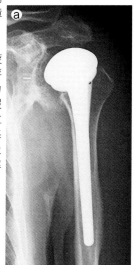 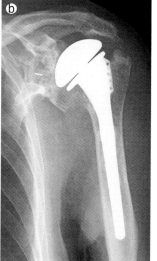 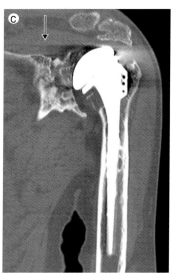

ⓐ 术后即刻的X线前后位片。
金属肱骨头与骨性关节盂之间存在不显影的与关节盂假体厚度一致的低密度影像。
ⓑ 术后9年的X线前后位片。
金属肱骨头与骨性关节盂之间的间隙影消失，关节盂假体短桩周围可见X线透亮带。
ⓒ CT斜位额状面断层像。
关节盂假体明显变薄，短桩周围的透亮影像比单纯X线片更明显，按照Lazarus分类属5级。冈上肌无明显的脂肪变性（箭头所示），由此间接推测肩袖应该未断裂或即使断裂也较轻微。
ⓓ 复发1年后的单纯X线片。
放置在关节盂假体中心桩上的标志针已经移位。
ⓔ 复发1年后的CT。
CT同样可见标志针的移位，可以判断假体部件已经折损。
ⓕ 复发1年后关节盂内侧CT。
可见关节盂内部的骨量已经基本消失。

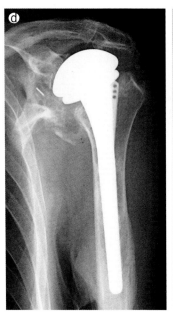
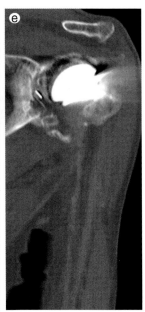
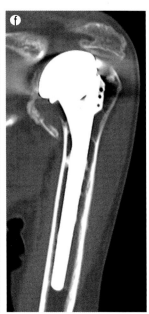

手术技术

1 肩关节前方手术入路

上肢消毒包括指尖部、肘关节以下用无菌袜套包裹，肩关节的前面贴敷护皮膜。用含1:20万肾上腺素的生理盐水做皮肤及皮下浸润注射，沿用前次手术的切口痕迹从喙突顺三角肌前缘做15cm长皮肤切口（**图6**）。

2 肩关节的显露及假体的取出

◆ 关节的显露

将肩胛下肌腱于小结节处切断，将腱断端在缝线牵引下仔细耐心剥离。剥离三角肌及其深层的胸大肌粘连，剥离显露联合肌腱、喙突、喙肩峰韧带及肱骨头，剥离松解喙肩峰韧带弓与其深层的肩袖之间的粘连（**图7**）。

◆ 假体的取出

关节显露完毕后，首先将金属肱骨头摘除，观察破损的关节盂假体部件（**图8a**）。破损的关节盂部件的取出并不困难（**图8b**）。

> **手术技巧及注意事项**
> 将头静脉附着在胸大肌侧显露进入肌间隙（**图7**）。

图6 皮肤切口

肩关节的前面沿前次切口瘢痕用含1:20万肾上腺素的生理盐水浸润后，做皮肤切口。

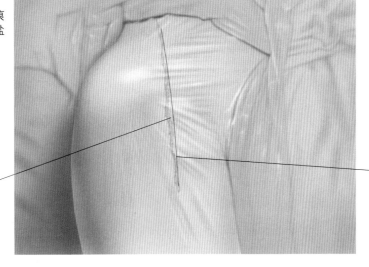

前次切口瘢痕 ——————— ——————— 本次皮肤切口

图7 显露

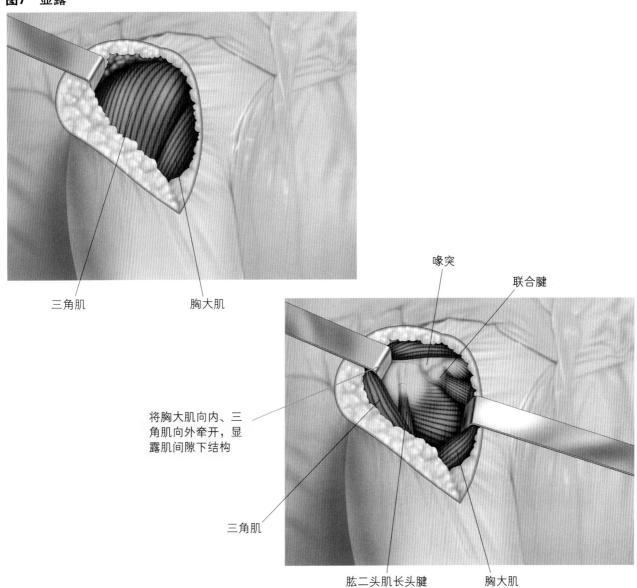

三角肌　　　　　胸大肌

喙突

联合腱

将胸大肌向内、三角肌向外牵开，显露肌间隙下结构

三角肌

肱二头肌长头腱　　　胸大肌

图8 关节内所见
a.假体部件的确认

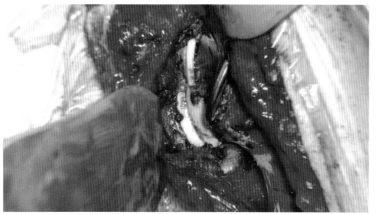

金属肱骨头摘除后观察破损的关节盂假体，
若松动明显可以轻易取出。

b.破损的关节盂假体

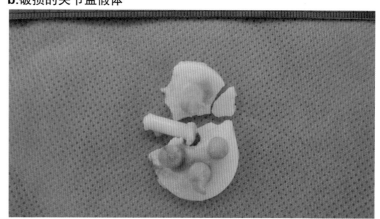

将骨膜剥离子插入假体与肩胛盂之间，将假体向上撬动的同时使用止血
钳夹持轻松取出。

3 关节盂的处置

剥离关节盂前、下及后缘的瘢痕组织（**图9a**），将金属肱骨头与关节盂假
体取出，清理切除关节盂骨孔道内部的瘢痕组织。

骨量充分的情况下直接行一期关节盂假体的翻修置换术，关节盂骨量不足的
病例，则行取髂植骨术。

使用磨钻及锐刮匙将骨内的骨水泥与瘢痕组织清理干净后，使用取自髂骨的
骨颗粒填充植骨（**图9b**），然后再将皮质侧修整成关节面形状的骨块填充覆盖
于表面（**图9c**），不需要行内固定。

4 切口闭合

安装上新的金属肱骨头，将肩胛下肌腱缝合于肱骨近端，留置引流管，手术
结束。

图9 关节盂的处理
a.关节盂的清理

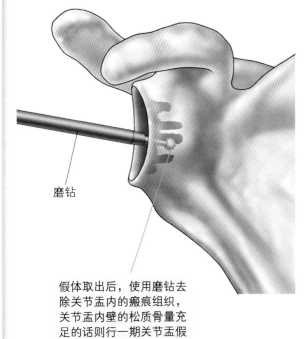

磨钻

假体取出后，使用磨钻去
除关节盂内的瘢痕组织，
关节盂内壁的松质骨量充
足的话则行一期关节盂假
体的翻修置换术

b.松质骨颗粒的打压植入

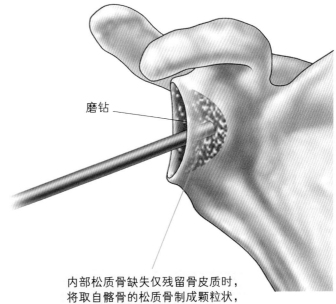

磨钻

内部松质骨缺失仅残留骨皮质时，
将取自髂骨的松质骨制成颗粒状，
打压植入关节盂骨凹陷处

c.单侧皮质骨块的植入

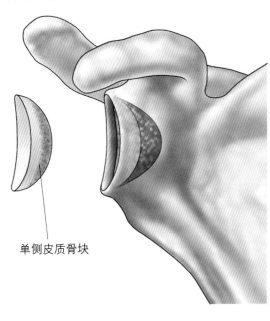

单侧皮质骨块

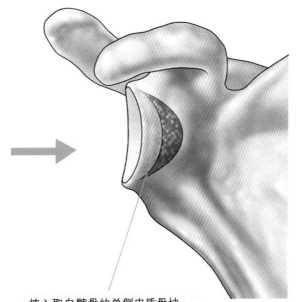

植入取自髂骨的单侧皮质骨块。
使用关节盂锉锉磨髂骨翼，将修
整好形状的骨组织切取下来，容
易使其与肱骨头相匹配

【病例】 翻修置换术后

术后半年的单纯X线片，可见移植骨出现下沉，但与肱骨头匹配良好。活动度：上举40°，外旋0°，内旋不能达到臀部，活动度没有恢复，静息痛消失，仍残留活动时疼痛。

疼痛评分10分，JOA总分43分。因为缺少骨量，所以仅实施了骨移植术，可以看到疼痛有所缓解。

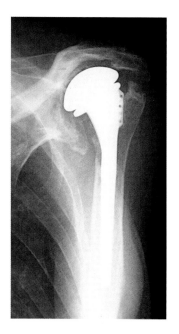

术后康复治疗

术后患肢胸前固定4周，此后慢慢开始钟摆活动训练。

TSA翻修时应注意的问题

应注意以下几点。

· 定期行X线检查观察病情变化。

· 怀疑有松动时做CT检查。

· 松动确诊后要在骨量未破坏时考虑行假体的翻修置换手术。

· 关节盂骨量不足时，行关节盂假体取出及骨移植术。

●文献

[1] GRUEN T A, MCNEICE G M, et al. "Modes of Failure" of Cemented Stem-type Femoral Components. A Radiographic Analysis of Loosening. CORR, 1979, 141 : 17-27.

[2] LAZARUS M D, JENSEN K L, et al. The radiographic evaluation of keeled and pegged glenoid component insertion. J Bone Joint Surg, 2002, 84-A : 1174-1182.

[3] NEYTON L, WALCH G, et al. Glenoid corticocancellous bone grafting after glenoid component removal in the treatment of glenoid loosening. J Shoulder Elbow Surg, 2006, 15 : 173-179.

[4] SCALISE J J, IANNOTTI J P. Bone grafting severe glenoid defects in revision shoulder arthroplasty. Clin Othop Relat Res, 2008, 466 : 139-145.

表面置换型 TEA 术后脱位的预防策略

国立医院机构相模原医院手术部长　**森　俊仁**

表面置换型人工肘关节的特点

对于关节破坏严重的类风湿性肘关节炎（RA肘）及高龄的肘关节骨性关节炎（OA肘）等病例，人工肘关节置换术是解除疼痛、重建功能非常有效的治疗方法。目前使用的人工肘关节假体主要分为铰链型与表面置换型两大类[1]。

◆ 表面置换型人工肘关节的优点与缺点

表面置换型人工肘关节，也称为非铰链型人工肘关节，具有截骨量少、手术操作技术简单等优点，但也存在术后关节不稳、脱位等风险及一旦发生关节重度不稳处理困难等缺点。实际上在非铰链型人工肘关节中，关节的限制性也会因假体种类不同而存在差异，术后关节稳定性、手术适应证及手术操作技术的注意事项等均存在不同之处，要对此了解透彻[2]。

◆ 工藤人工肘关节的特点

工藤人工肘关节是表面置换型人工肘关节的典型代表[3]，工藤5型假体的特点是具有很高的关节稳定性（intrinsic stability）和肱骨假体部件优越的固定性能，可得到良好的长期疗效[4]。

本文主要介绍工藤5型假体的手术适应证与手术操作技术要点，特别是对术后关节不稳及脱位的预防策略做重点介绍。

适应证及适用范围

对于X线片上Larsen分类[5]Ⅳ级以上、关节破坏严重的RA肘，因为疼痛伴肘关节活动受限（painful stiffness, stiff elbow）、疼痛伴肘关节不稳（painful instability, unstable elbow）或肘关节强直（ankylosis）等原因导致上肢功能障碍，均为本手术的适应证。RA以外某些高龄肘关节骨性关节炎患者等也属本手术适应证范畴。

工藤5型假体具有很好的关节稳定性，严重骨缺损的损毁型肘关节也可以通过植骨获得解决办法，适用范围非常广泛[6]。但是对于肱骨内外髁均缺失或长时间处于脱位状态的肘关节，因为可能引发术后不稳或脱位的概率很高，所以将其定位为非铰链型人工肘关节的禁区，这一类情况使用铰链型人工肘关节更为适宜[4]。

术前准备

◆ **术前计划的准备**

　　根据客观检查及影像学所见对肘关节进行整体评估并制订术前计划，预测是否需要行骨移植。

◆ **全身并发症、感染的评估**

　　评估全身状况，检查有无并发症及感染病灶，如果发现感染病灶则需要优先治疗感染。

◆ **了解患者用药情况**

　　评估某些RA治疗药物是否需要在围手术期停用。

◆ **麻醉与手术体位的确定**

　　取45°半侧卧位，患肢肘关节后方朝上置于胸前，止血带尽量靠近腋部捆扎。

◆ **手术器械的准备**

　　备好摆锯、磨钻及工藤5型人工肘关节置换工具。

手术步骤

1 皮肤切口

2 尺神经的游离与保护

3 筋膜-腱膜的切开与关节显露

4 人工关节大小型号的选择

5 肱骨侧的截骨

6 尺骨侧的截骨

7 复位测试关节功能

8 假体的固定

9 背侧筋膜、肱三头肌腱膜的缝合

10 尺神经前置

11 闭合切口

典型病例影像

【病例】 适合手术（术前）

72岁，女性，RA。肘关节屈曲挛缩，疼痛伴活动受限。术前活动度：屈伸35°~90°，旋前/旋后0°/10°。
ⓐ 正位片。
ⓑ 侧位片。
X线片上Larsen分类 Ⅳ级，关节破坏，间隙消失，桡骨小头变形，可见骨赘形成。

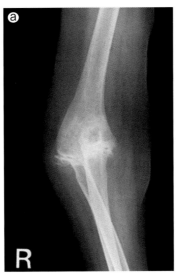
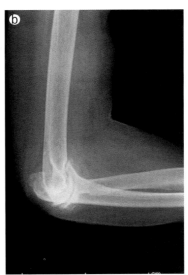

手术技术

本科室使用工藤5型假体所实施的人工全肘关节置换术（total elbow arthroplasty, TEA）病例，术后早期脱位率约1.8%，且这些病例全部通过二次手术获得了良好的临床结果[4]。

偶尔可见假体安放位置不良或术后关节不稳的病例。为了预防术后脱位、假体安放位置不良或术后关节不稳的发生，正确的截骨及背侧筋膜的切开和重建处理是非常重要的。下面将就手术操作技术需要关注的要点做一介绍。

1 皮肤切口

以尺骨鹰嘴顶点为中心做后正中纵切口（**图1**）。

2 尺神经的游离与保护

在肱三头肌的内侧缘找到尺神经并向远端游离，切开肘部尺神经管，分开尺侧腕屈肌（FCU）的筋膜及其下的肌纤维，继续向远侧游离尺神经，类似行尺神经前置术那样操作。

> **手术技巧及注意事项**
>
> 只切断尺神经进入 FCU 最近端的 1 根运动支即可。
> 有进入神经的营养血管，要细心止血，否则存在术后血肿形成的风险。

3 筋膜–腱膜的切开与关节显露

◆ 后方入路

采用Campbell的后方入路[7]，沿尺骨鹰嘴顶点及其远端尺骨嵴的外缘切开筋膜，将其下方的肘肌及伸腕肌的肌纤维从尺骨止点剥离（**图2**）。切开环状韧带与关节囊的尺骨附着部位，即可显露出桡骨小头。

◆ 制作肱三头肌腱膜瓣

　　将尺骨鹰嘴顶点外侧的筋膜切开线向近端延伸，形成V字形肱三头肌腱膜瓣的外侧切缘，然后再于内侧斜形切开腱膜，形成V字形腱膜瓣的内侧切缘。肱三头肌的内侧头、长头、外侧头均处于切断状态。

图1　皮肤切口

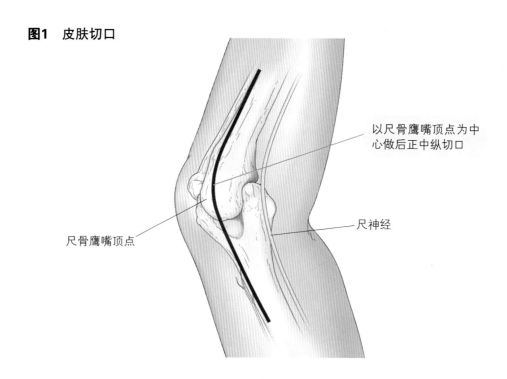

以尺骨鹰嘴顶点为中心做后正中纵切口

尺神经

尺骨鹰嘴顶点

图2　手术入路及显露

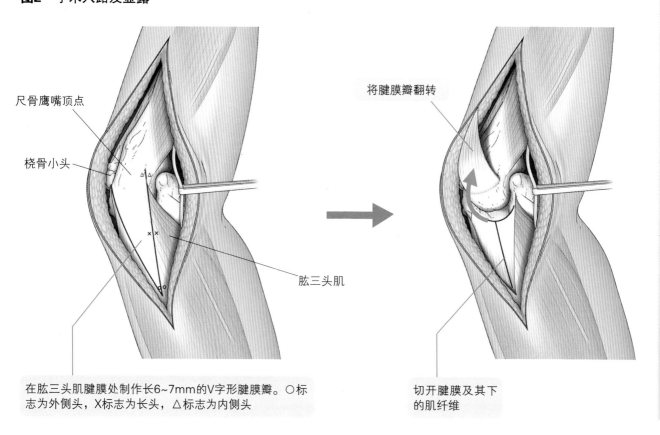

尺骨鹰嘴顶点

桡骨小头

肱三头肌

将腱膜瓣翻转

在肱三头肌腱膜处制作长6~7mm的V字形腱膜瓣。○标志为外侧头，X标志为长头，△标志为内侧头

切开腱膜及其下的肌纤维

图3　关节囊的切开

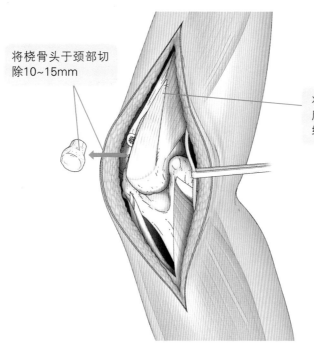

将桡骨头于颈部切除10~15mm

将腱膜瓣一直游离到尺骨鹰嘴部并将其翻转，临时缝合固定于尺骨背侧

在掀起腱膜瓣时，用剪刀将腱膜与其下附着的肌肉纤维分开，使肌纤维保留在原位。剥离肱三头肌腱膜瓣在尺骨鹰嘴的附着部，游离至止点远端，然后将其向远端翻转并临时缝合固定。在桡骨颈部切除桡骨头10~15mm（**图3**）。

手术技巧及注意事项

在将肱骨外髁处的关节囊由后向外侧剥离时，不要在尺骨鹰嘴背侧的筋膜上附加横向切口，否则将会增加术后脱位的危险性（**图3**）。

在显露关节时，要将内侧副韧带最坚固的前侧束部分切断。切断此韧带后关节挛缩可得到松解，可以完成关节脱位操作，使得显露更加充分，下一步手术操作也变得更加便利。此外，对于术前存在屈曲挛缩的肘关节来说，这也是增加术后关节活动度的一项重要举措。

4 人工关节大小型号的选择

尺骨侧及肱骨侧的假体部件分为左、右侧并各有大、中、小3种型号。术前X线片上的模板测量可以作为确定型号的参考依据，再在术中将试模放于骨端进行比较做出最终选择。尺骨侧与肱骨侧的假体部件必须是相同型号配套使用。

5 肱骨侧的截骨

◆ 肱骨滑车部的截骨

行滑车部及尺骨鹰嘴的截骨处理时，要时刻考虑让肱骨假体的关节面达到以下要求。

（1）覆盖肱骨滑车及肱骨小头。

（2）肱骨髓腔位置略偏外侧。

（3）肱骨关节面的中心轴与肱骨近段约成5°内旋角。

先用音叉形骨刀在滑车部骨组织上做出刻痕（**图4**），然后垂直于肱骨关节面的中心轴或平行于滑车内侧缘进行截骨。因为骨质较硬，所以要用摆锯进行截骨，深度到鹰嘴窝部。

◆ 肱骨侧的截骨

于鹰嘴窝近端背侧的骨皮质处用磨钻开孔并与髓腔打通，经由此孔打入髓腔锉至肱骨髓腔内，插入肱骨试模，以此为截骨导向器，确定骨质切除范围。肱骨假体部件与假体柄之间设计有20°的前倾角，所以，为了将肱骨假体顺利插入髓腔，需要额外切除一部分后方骨质（**图5**）。肱骨远端、外髁部位需要切除2mm左右与假体厚度相当的骨质。

因为假体柄设计有5°的外翻，所以试模打入时常会出现外髁已经贴到骨表面而内侧试模与骨床之间仍然留有空隙的情况，这是因为内髁长期骨破坏被吸收所致，只能接受这样的结果，手术后期该间隙可行骨移植修补或直接用骨水泥填塞。

图4 肱骨滑车部位的截骨

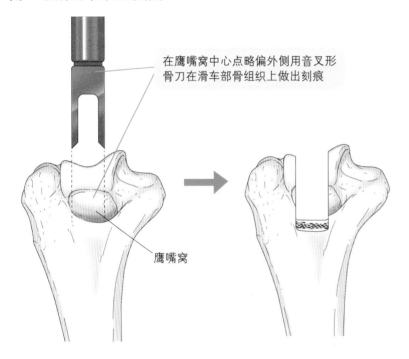

在鹰嘴窝中心点略偏外侧用音叉形骨刀在滑车部骨组织上做出刻痕

鹰嘴窝

图5 肱骨侧的截骨

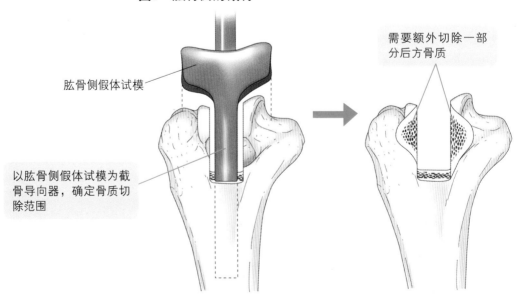

肱骨侧假体试模

以肱骨侧假体试模为截骨导向器，确定骨质切除范围

需要额外切除一部分后方骨质

图6 肱骨关节面的中心轴

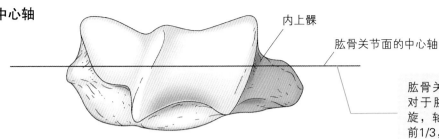

内上髁

肱骨关节面的中心轴

肱骨关节面的中心轴相对于肱骨近端有5°内旋，轴线通过内上髁的前1/3，所以对于滑车部结构破坏的肘关节可以参考内上髁确定轴线

图7 尺骨侧的截骨

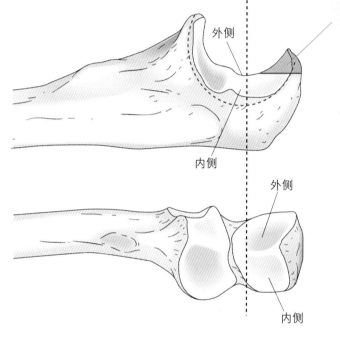

外侧

内侧

外侧

内侧

为避免尺骨侧假体尾端上翘，需要适当切除部分尺骨鹰嘴突尖端骨质

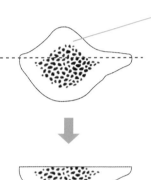

尺骨关节面外侧部分相对于内侧呈山丘状隆起，将外侧隆起部分骨质切除

手术技巧及注意事项

　　肱骨关节面的中心轴相对于肱骨近端有5°内旋，轴线通过内上髁的前1/3，所以对于滑车部结构破坏的肘关节可以参考内上髁确定轴线（**图6**）。

　　为确定打入方向的正确与否，可用手指触摸近段的肱骨干作为方向指引的参考。

6 尺骨侧的截骨

　　切除鹰嘴突尖端的多余骨质及冠状突、尺骨关节面内侧的骨赘，尺骨关节面外侧部分相对于内侧呈山丘状隆起，将外侧隆起部分骨质用咬骨钳或磨钻切除（**图7**）。然后确认清楚关节面的长轴、内外翻、内外旋方向后，使用ulnar barrel trimmer（尺骨凸轮锉）制作圆形的平坦骨床，鹰嘴突可以多切除一部分，但冠状突要尽量保留。调整骨切除量使得剩余尺骨厚度在7~8mm。

　　使用磨钻开通尺骨髓腔，开口处呈矩形，这时要注意尺骨髓腔位置偏向外侧（**图8**），通过矩形开口进行尺骨髓腔的锉磨。

尺骨假体尾端上翘安放是导致术后脱位与伸直受限的重要原因，所以要把鹰嘴突适当切除一部分。

尺骨假体安放时一定要把握关节面的长轴、内外翻、内外旋三维立体方向，要注意防止假体尾端上翘（**图9**）。

图8 尺骨关节面的成形

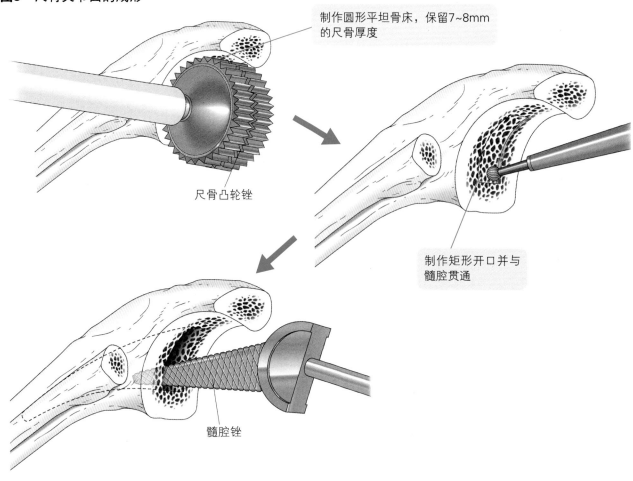

制作圆形平坦骨床，保留7~8mm的尺骨厚度

尺骨凸轮锉

制作矩形开口并与髓腔贯通

髓腔锉

图9 尺骨侧试模的安装

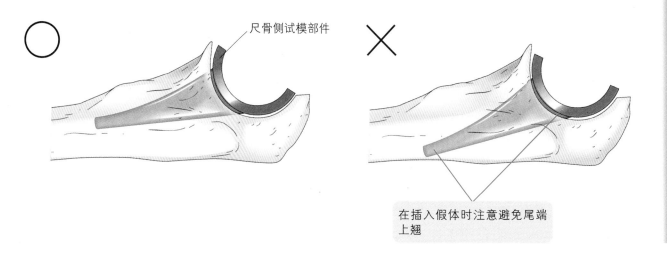

尺骨侧试模部件

在插入假体时注意避免尾端上翘

7 复位测试关节功能

将试模安装完毕后复位关节，做关节屈伸活动，观察屈伸活动范围，同时检查关节的适配性及稳定性。如果截骨与假体位置安放无误，尺骨假体部件应该位于肱骨假体部件的中央位置。

关节活动度一般均可达到屈曲120°以上，假体在设计上限定了关节会残留20°以上的屈曲角度不能完全伸直。

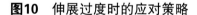

手术技巧及注意事项

当出现假体适配不良时，多数是因为假体安放位置不良所致，需要再次检查假体位置的安放情况。

如果屈曲挛缩超过30°，可以在肱骨远端做追加截骨，但若是关节可以过度伸直达到0°左右的话，则极易引发术后的半脱位或关节不稳。关节伸直时有脱位倾向，常因为肱骨假体的过度前倾安放、尺骨假体安放时尾端上翘，导致冠状突的稳定限制作用降低，此时也需再次检查假体位置的安放情况。

另外，也可以将肱骨假体插入得稍浅一点，通过植骨或骨水泥填充等方式来应对上述问题（**图10**）。

8 假体的固定

◆ 尺骨假体部件

尺骨假体部件原则上使用骨水泥固定。用手指将骨水泥填压入髓腔，尺骨关节面骨床也涂抹骨水泥，确认好髓腔方向将假体插入，尽量将假体向后方下压植入，避免尾端上翘，维持此状态至骨水泥凝固（**图11**）。

图10　伸展过度时的应对策略

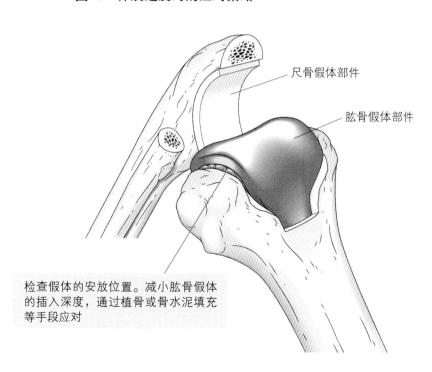

尺骨假体部件

肱骨假体部件

检查假体的安放位置。减小肱骨假体的插入深度，通过植骨或骨水泥填充等手段应对

图11 假体的固定

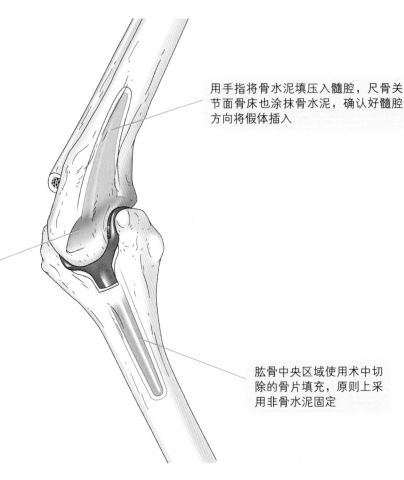

用手指将骨水泥填压入髓腔，尺骨关节面骨床也涂抹骨水泥，确认好髓腔方向将假体插入

尽量将假体向后方下压植入，避免尾端上翘，维持此状态至骨水泥凝固

肱骨中央区域使用术中切除的骨片填充，原则上采用非骨水泥固定

◆ 肱骨假体部件

肱骨假体部件原则上采用非骨水泥固定，肱骨中央区域使用术中切除的骨片填充（**图11**）。

在击打植入肱骨假体部件时，插入的深度要求假体外侧贴靠到外髁骨面，而假体内侧与骨面会留有间隙，可通过骨移植修补或直接用骨水泥填塞。两侧髁有骨缺损或者中度骨质疏松的病例，使用非骨水泥固定难以得到良好的初始稳定性，应选用骨水泥固定。

复位后做关节屈伸活动，检查关节活动度、适配性及稳定性。

难点解析

术中内髁骨折

在打入肱骨假体时，偶尔有发生内髁骨折的情况。一般等肱骨假体打入到位后骨折会基本得到固定，如果骨折不稳定，可行复位螺钉固定处理。

9 背侧筋膜、肱三头肌腱膜的缝合 难点

　　屈肘90°位缝合鹰嘴背侧筋膜，在缝合时确保鹰嘴背侧－外侧筋膜维持适宜的张力并缝合切实可靠。这是预防术后脱位方面最重要的关键点。内侧筋膜多数情况下不能直接对合，可使用粗缝线使两端尽量拉近（**图12a**）。

　　接下来是肱三头肌腱膜的缝合，V字形肱三头肌腱膜瓣内侧缘的缝合要边回忆切开时的组织对合情况，边逐一缝合内侧头、长头与外侧头（**图12c**）。

手术技巧及注意事项

- **推拉试验**

　　鹰嘴背侧筋膜缝合后，通过推拉试验检查软组织的张力情况（**图 12b**）。如果关节面稍有分离可再增加缝合的紧张度。

- **肱三头肌腱膜的缝合**

　　内侧头的断端筋膜较薄弱，缝合时容易撕裂，可在肘关节稍伸直位进行缝合。长头的断端常回缩至筋膜下方，要将其牵出后准确缝合。

　　术前屈曲活动受限的病例，为了获得充分的屈曲角度，三头肌腱膜瓣可以采用V–Y成形术延长缝合。

图12 闭合切口
a.鹰嘴背侧筋膜的缝合

在缝合时确保鹰嘴背侧－外侧筋膜维持适宜的张力并缝合切实可靠

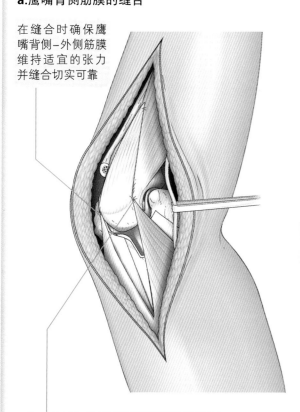

内侧筋膜多数情况下不能直接对合，可使用粗缝线使两端尽量拉近

b.鹰嘴背侧筋膜缝合的张力测试（推拉试验）

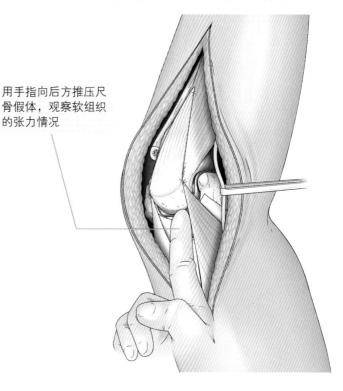

用手指向后方推压尺骨假体，观察软组织的张力情况

图12 闭合切口（续）

c.肱三头肌腱膜的缝合

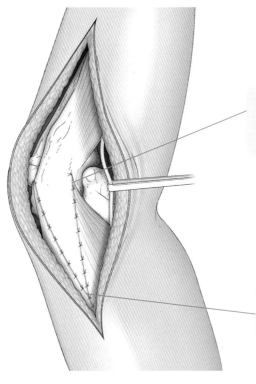

内侧头的断端筋膜较薄弱，缝合时容易撕裂，可在肘关节稍伸直位进行缝合

长头的断端常回缩至筋膜下方，要将其牵出后准确缝合

10 尺神经前置

松开止血带，行压迫止血。将尺神经移位到前方筋膜层分离制备的间隙内，将一部分皮下脂肪与内上髁缝合以维持尺神经位置稳定。

手术技巧及注意事项

神经前置后要检查确认移位的神经有无受压，这一步骤不可忽视。

11 闭合切口

缝合皮肤之前，在内侧皮下留置引流管1枚。

典型病例影像

【病例】**适合手术（术后）**

ⓐ 正位片。
ⓑ 侧位片。
工藤5型TEA术后，假体力线良好，术后3个月活动度改善情况：屈伸40°～140°，旋前/旋后45°/45°。

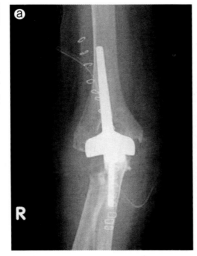

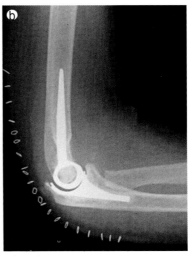

术后并发症及处理对策

◆ 尺神经不全麻痹

尺神经的卡压、尺骨关节面内侧的骨赘或血肿的压迫等均可成为尺神经不全麻痹的原因。作为预防措施，术中尺神经的游离、骨赘的切除、止血操作等步骤要一丝不苟地落实。术后一旦发现尺神经不全麻痹，要对上述致病原因做出判断并迅速行手术解除压迫。

◆ 脱位、关节不稳

对鹰嘴背侧、外侧筋膜进行切实可靠的缝合并维持适宜的张力，是预防术后脱位方面最重要的关键点。如果发生术后脱位，要判断其脱位原因，并需要二次手术进行检查、重新缝合。

◆ 术后皮缘坏死

术后切口迁延愈合有可能会导致深部感染，所以要根据皮缘坏死的状态进行切口清创处置。

术后康复治疗

术后一般采取屈肘60°位行支具固定。将前臂置于旋转中立位或旋后位固定。术后1周开始肘关节的伸展训练，考虑到肱三头肌腱膜瓣的缝合因素，屈曲活动从术后2周开始练习。术后2~3周，白天去除支具固定，仅在夜间佩戴。有骨移植的病例术后持续支具固定3周左右。

● 文献

[1] POOLEY J, SINGH RK. An inclusive classification for elbow prosthesis. J Bone joint Surg, 2002, 84-B（Supp II）：196.

[2] AN KN. Kinematics and constraint of total elbow arthroplasty. J Shoulder Elbow Surg, 2005, 14（1 Suppl S）：168S-173S.

[3] KUDO H, IWANO K, et al. Total elbow arthroplasty with use of a nonconstrained humeral component inserted without cement in patients who have rheumatoid arthritis. J Bone Joint Surg, 1999, 81-A：1268-1280.

[4] 森 俊仁，工藤 洋，ほか. 工藤 type-5 人工肘関節の適応と限界. 日整会誌（J. Jpn. Assoc.），2010, 84：882-889.

[5] LARSEN A, DALE K, et al. Radiographic evaluation of rheumatoid arthritis and related conditions by standard reference films. Acta Radiol Diag（Stockh），1977, 18：481-491.

[6] MORI T, KUDO H, et al. Kudo type-5 total elbow arthroplasty in mutilating rheumatoid arthritis；a 5-to 11 year follow-up. J Bone Joint Surg, 2006, 88-B：920-924.

[7] CAMPBELL WC. Arthroplasty of the elbow. Ann Surg, 1922, 76：615.

TEA 术中、术后并发症及防治策略

横滨市立大学附属市民综合医疗中心骨科主任　**三木直人**
横滨市立大学附属市民综合医疗中心风湿免疫中心主任　**持田勇一**

人工全肘关节置换术（TEA）的术中、术后并发症

TEA的术中、术后并发症除了感染与松动外，还包括以下几种情况。

（1）脱位。

（2）术中、术后骨折。

（3）尺神经损伤。

（4）切口皮肤问题。

（5）肌肉、肌腱损伤。

脱位在表面置换型TEA中是需要重视的问题，而在使用半限制型假体的病例中极少发生[1, 2]。本章重点介绍除脱位之外的其他并发症。

术中骨折

类风湿性关节炎（RA）多同时存在骨质疏松与关节畸形，手术中容易发生末端骨折。当然，每一台手术均应精心细致操作，但RA肘关节手术更要特别留心实施。手术中易发生的骨折主要为肱骨内、外上髁骨折及尺骨鹰嘴骨折。

RA肘关节的髁部因关节破坏与骨质疏松的原因变得细长，手术时轻微外力即可造成骨折。作为预防措施，要求充分清楚显露内、外侧髁，在细心保护下实施手术（**图1**），在安装肱骨侧假体部件时要保护好两侧肱骨髁。一旦不幸发生髁部骨折，要充分显露清楚远端骨折块（**图2a**），复位后采用克氏针固定（**图2b**），然后再安装肱骨假体（**图2c、图2d**）。

尺骨鹰嘴也是一样，细长变形的病例易发生骨折（**图3**），这一类病例在扩髓、锉磨及假体植入时，鹰嘴远端稍微施加一点外力即可引发骨折。为预防尺骨骨折，根据患者情况将鹰嘴远端切除0.5~2cm，仅行假体安装所必需的扩髓及锉磨（**图4**），通过这一措施可以减少骨折的发生率。一旦发生鹰嘴骨折，可将鹰嘴远端切除1~2cm后将骨折复位，行克氏针及钢丝"8"字形固定（**图5**），注意内固定物不要妨碍下一步的髓腔锉磨，此后再进行假体部件的安装操作。

图1　具备TEA指征病例　**a**

实施TEA手术的病例多伴有
肱骨髁的变形及骨质疏松。
要细心剥离侧副韧带，使骨
组织清楚显示于视野下，这
一点很重要

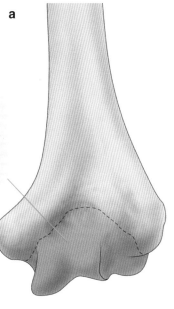

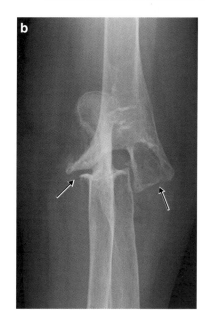

图2　术中髁部骨折的对策

a.剥离韧带与软组织

仔细剥离骨折块
上附着的韧带与
软组织

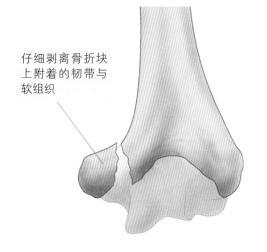

b.克氏针固定

骨折块复位后
用克氏针固
定，注意固定
物不要妨碍髓
腔锉磨

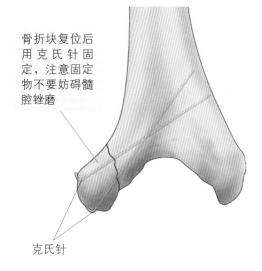

克氏针

c.假体植入

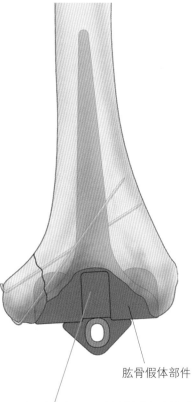

肱骨假体部件

骨块固定后锉磨髓腔，插入试
模，检查稳定性良好后，再植
入假体

d.术中髁部骨折固定后的X线片

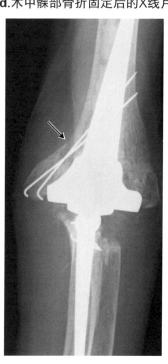

图3　鹰嘴细长变形病例

a.鹰嘴正面观

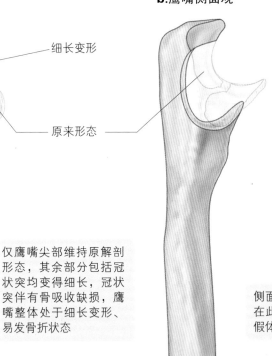

细长变形

原来形态

仅鹰嘴尖部维持原解剖形态，其余部分包括冠状突均变得细长，冠状突伴有骨吸收缺损，鹰嘴整体处于细长变形、易发骨折状态

b.鹰嘴侧面观

c.鹰嘴侧位X线片

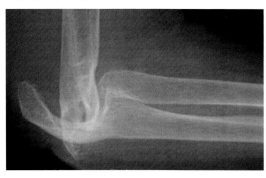

侧面观鹰嘴结构呈弓形，在此状态下无法植入尺骨假体

图4　鹰嘴骨折的规避

a.鹰嘴骨折发生的风险

鹰嘴远端

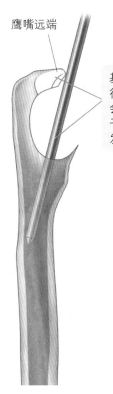

基于当前形态进行扩髓操作，将会施加外力作用于鹰嘴尖部并引发骨折

b.鹰嘴远端切除

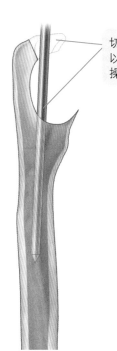

切除鹰嘴远端可以方便实施扩髓操作

c.尺骨假体植入

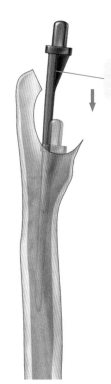

尺骨假体的植入也更加方便

图5 鹰嘴骨折的处理

a.骨折移位

b.骨切除及固定

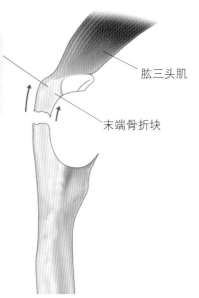

尺骨鹰嘴一旦发生骨折，末端骨折块受肱三头肌牵拉向头侧移位

肱三头肌

末端骨折块

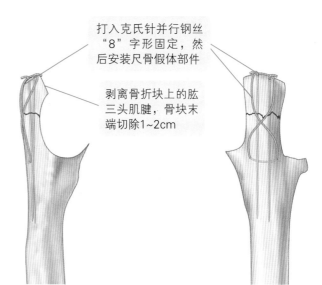

打入克氏针并行钢丝"8"字形固定，然后安装尺骨假体部件

剥离骨折块上的肱三头肌腱，骨块末端切除1~2cm

图6 柄尖端部位骨折

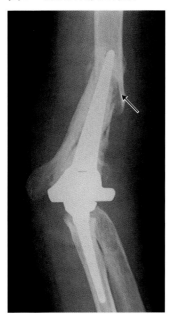

图7 肩人字形石膏固定后

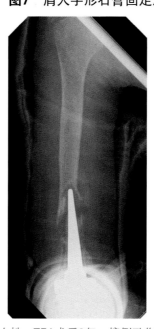

72岁，女性。TEA术后3年，摔倒致伤。因为伴有认知障碍，所以采取保守治疗。尝试使用上臂支具及悬吊石膏固定均未获得良好复位，最终采用肩人字形石膏固定获得良好复位。

图8 石膏固定后3个月

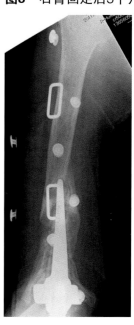

发现骨痂形成后改行上肢支具固定，并开始关节活动范围训练，最终骨折得以愈合

术后骨折

RA患者本身骨质条件差，多合并有下肢功能不良，有时可因为摔倒等原因导致TEA术后假体周围骨折。骨折发生后，治疗方法主要分为保守治疗与手术治疗两大类。

肱骨侧的骨折多发生于柄的尖端部（**图6**），因为安装有肱骨假体部件，手术固定起来操作较为困难，首选保守治疗方法。关键在于成功的复位及复位后位置的维持（**图7**）。如果石膏固定等能够持续维持复位位置，就一直固定，直到获得一定程度的骨愈合强度，再更换成支具固定，并开始关节活动训练（**图8**）。

复位位置维持困难者只好选用手术疗法，但假体植入部位无法打入螺钉，固定较为困难。以骨折处为中心从背侧分开肱三头肌显露骨折部位，骨折近端必须充分显露清楚（**图9**）。找到并保护好桡神经，将骨折复位后选用相应接骨板固定（**图10**）。

尺骨骨折也好发于柄的尖端部位，个别无明显移位病例可以考虑保守疗法，但此部位骨折一旦发生，多有明显移位，需采取手术治疗（**图11**）。

图9　手术复位

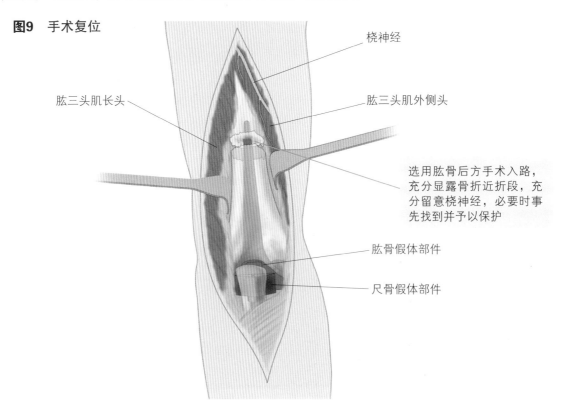

桡神经

肱三头肌长头

肱三头肌外侧头

选用肱骨后方手术入路，充分显露骨折近折段，充分留意桡神经，必要时事先找到并予以保护

肱骨假体部件

尺骨假体部件

图10　接骨板固定
a.重建钢板

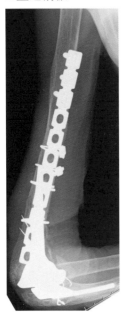

b.内、外侧接骨板

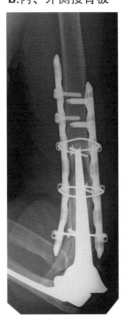

使用重建钢板进行了复位固定

肱骨内、外侧各置1块接骨板行复位固定

图11　尺骨骨折
a.受伤后

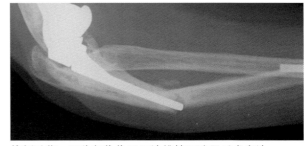

摔倒致伤，因为复位位置无法维持而选用手术疗法

b.手术疗法

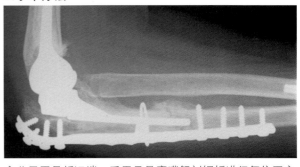

充分显露骨折远端，采用尺骨鹰嘴解剖钢板进行复位固定

图12 TEA术中尺神经的处理

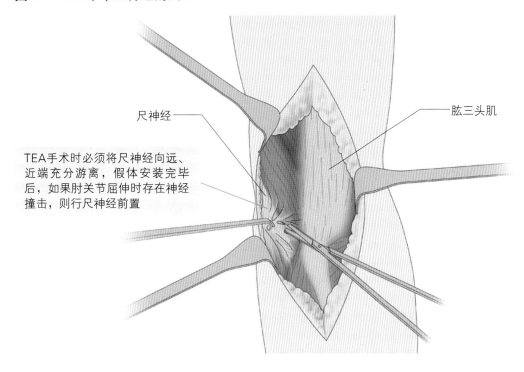

尺神经

肱三头肌

TEA手术时必须将尺神经向远、近端充分游离，假体安装完毕后，如果肘关节屈伸时存在神经撞击，则行尺神经前置

尺神经损伤

尺神经是TEA术中容易被损伤的神经，因此术中找到尺神经并予以游离保护至关重要（**图12**）。届时如果尺神经游离长度不足，将会与植入的肱骨假体部件发生撞击。假体植入后若屈伸肘关节时出现尺神经紧张情况，可将尺神经向远、近端充分游离或根据情况行前置手术。

切口皮肤问题

切口出现皮肤愈合问题的概率不是很高，但要注意皮肤问题常是深部感染的诱发因素。本科室所实施的36例GSB Ⅲ型（半限制型）TEA中只有1例因术后血肿出现切口延迟愈合，但未发生感染[3]。在Jeon等[4]报道的1 749例TEA中，97例出现术后皮肤愈合问题，发生率为5.5%，切口延迟愈合34例，血肿33例，皮肤坏死21例，其他9例。其中22例（1.4%）进展导致深部感染，占出现切口愈合问题病例的23%。Jeon等总结了针对术后皮肤愈合问题的治疗要点，如**图13**所示。肘关节背侧覆盖有肱三头肌腱膜，在这个部位植皮将会导致皮肤张力过大，从而成为关节挛缩的诱因，变成皮肤愈合的新问题，所以不建议此做法。

另外，预防TEA术后出现皮肤愈合问题，除了减少血肿的发生率外，避免切口皮肤张力过大也是十分重要的因素（**表1**）。

图13　TEA术后皮肤愈合问题的应对策略

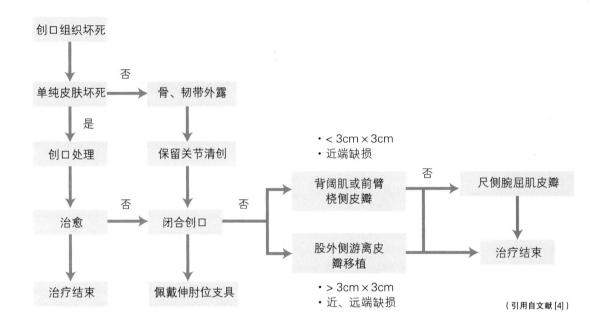

（引用自文献[4]）

表1　预防TEA术后皮肤愈合问题需注意的要点

- 解除止血带后的止血措施
- 留置引流管以预防术后血肿
- 避免术后即刻的切口受压
- 避免术后早期过于积极的康复训练
- 术后早期避免固定在过度屈曲位

●文献

[1] 三ツ木直人，持田勇一，ほか．GSB Ⅲ型人工肘関節．骨·関節·靱帯，2006，19：107-113.
[2] 三ツ木直人，持田勇一．GSB Ⅲ型人工肘関節//OS NOW Instruction No.7 リウマチ上肢の再建手術．東京：メジカルビュー社，2008：84-88.
[3] ISHII K, MOCHIDA Y, et al. Clinical and radiological results of GSB Ⅲ total elbow arthroplasty in patients with rheumatoid arthritis. Mod Rheumatol, 2012, 22：223-227.
[4] JEON I H, MORREY B F, et al. Incidence and implications of early postoperative wound complications after total elbow arthroplasty. J Shoulder Elbow Surg, 2011, 20：857-865.

人工肘关节置换术

TEA 的设计与翻修置换术

昭和大学医学部骨科主任、教授 **稻垣克记**

TEA的历史与现状

◆ TEA的设计

人工全肘关节置换术（total elbow arthroplasty, TEA）根据患者的基础疾病及假体的设计、骨质条件、假体植入方式、韧带平衡性、是否使用骨水泥等综合情况来实施不同的治疗策略[1, 2]。近年来，关于TEA的研究不断进展，人工肘关节分为铰链型（linked type）与非铰链型（unlinked type）两大类。表面置换型关节属非铰链型关节。铰链型关节即假体部件通过合页结构连接以发挥功能的关节。

作为非铰链型关节代表的Kudo型肘关节中的K-Elbow™现在正以英国与日本为中心被广泛应用[3, 4]。在旋转高度限制性与内、外侧宽容性的设计理念上，Kudo-Elbow 与美国梅奥诊所长期研究开发的 Coonrad-Morrey人工肘关节十分类似。目前这两种假体拥有20年的长期临床随访及生存率，是世界上最受信赖、广泛使用的假体[1~7]。

◆ Kudo-Elbow假体与Coonrad-Morrey假体

只有正确理解了TEA的设计理念才有可能开始翻修置换术的计划设计，所以本文在叙述翻修置换术技术之前，先就代表非铰链型关节的Kudo-Elbow假体与代表铰链型关节的Coonrad-Morrey假体设计上的特征做一介绍。

TEA 假体设计上的特征

◆ Kudo-Elbow 假体
◉假体设计与关节滑动面的结构

Kudo-Elbow假体初次上市时，肱骨侧假体部件为无柄设计，关节滑动面为圆柱形，尺骨假体部件为全聚乙烯结构（1~4型）。从5型开始，设计理念改良，肱骨侧的关节滑动面从圆柱形改为马蹄形，尺骨假体部件内、外侧活动不受限或轻度受限[1~3]。

在人类本身的肘关节上，桡骨头是不可或缺的解剖要素[8]，本假体在设计中把桡骨头切除，尺骨侧假体柄向桡侧偏移，变成尺骨假体位于关节中央的稳定型结构[1~3]。但是，相应的桡侧及尺侧副韧带的起、止点间距离稍变长，如果需要重建的话将会麻烦一些。

这款人工关节的设计理念是假体的稳定性依赖于包括周围韧带在内的软组织结构来维持，旋转应力则依赖于关节内在的限制性即intrinsic stability 与 condyler mold（肱骨远端关节面类似帽状覆盖并固定在骨面）。这一基本设计理念持续30年始终未变。

◆ Coonrad-Morrey 假体（图1）

● 适应证

相对于非铰链型，铰链型的适应证很广。肘关节退行性关节炎，肘关节外伤，有明显骨缺损的肘关节，韧带无法平衡或韧带功能明显不良的肘关节，明显内、外翻畸形的肘关节等均是其适应证。另外，伸直位强直或严重挛缩的肘关节若行表面置换极易脱位，也是铰链型肘关节的适应证。

铰链型肘关节的优点是术后绝对不会脱位，但感染病例、周围肌瘫痪的肘关节、术后积极进行手和肘部运动依从性较差的患者、大部分的肘关节骨关节炎年轻患者为手术禁忌证。

● 假体设计与滑动关节面的结构

1971年，假体设计从Mayo-Bryan型变更成Coonrad型，直到1978年改良成Coonrad-Morrey型后才开始应用于临床，是目前最被认可的假体设计之一，在美国著名的梅奥诊所拥有30年的临床应用[5-7]。肱骨侧与尺骨侧均采用骨水泥固定，与表面置换假体不同，关节面通过铰链连接，设计成与正常肘关节类似的loose hinge结构（有一定活动自由度的铰链结构）。圆柱状的连接部替代了Kudo型的马鞍状关节面。内、外侧方向允许有一定的活动自由度及旋转稳定性高是这两种假体设计的共同点[1,2]。

自1981年开始，假体设计在肱骨远端前方增加了突起结构，便于在此处进行植骨以对抗旋转扭矩力量。1987年把肱骨与尺骨柄近端材料的加工工艺从等离子涂层改为钛珠多孔表面。基本设计理念30年始终未变[7]。临床上获得了长期、稳定的疗效，在世界各地被广泛使用，远期效果优良。

关节的滑动面在肱骨侧与尺骨侧均由聚乙烯加工成型，复位后通过钉栓固定原理达到部件的固定[5,6]。

图1 Coonrad-Morrey型铰链式肘关节假体

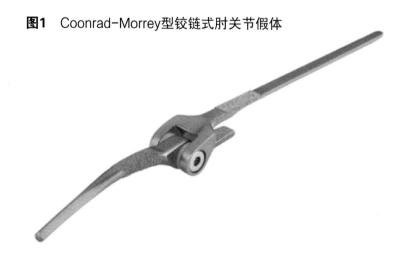

翻修置换术的适应证

◆ 肘关节不稳定（instability）

肘出现脱位或半脱位、反常活动等影响关节功能的情况，可能的发生原因包括：非铰链型TEA术后过度体育运动或日常生活中肘关节的过度使用，初期软组织的不平衡，尺骨假体部件的安装不当，磨损等情况。如果是因为TEA术后韧带功能不良或软组织平衡不佳所致，且经过石膏、支具外固定也无法获得关节稳定，则应考虑行铰链型关节翻修置换术。

术后早期发生脱位，很多是因为人工关节位置安放不良所致，应该考虑直接行尺骨侧的翻修手术。通常是因为尺骨侧旋转安放位置不良所致。

◆ 人工肘关节松动（loosening）

基于前述的假体结构及工作原理，非铰链型TEA术后松动多发生于尺骨侧，而铰链型TEA术后松动在肱骨侧的发生率约是尺骨侧的2倍。但近年来，Coonrad-Morrey型关节尺骨侧松动的发生率有超过肱骨侧的趋势。

● 有明确假体松动但不伴有疼痛

有关节不稳并伴有明显的骨破坏，诊断为假体松动但无疼痛症状，随着病情进展，会导致整体骨皮质吸收呈气球样改变，甚至出现非外伤性的病理骨折。所以应积极劝导患者最好能在出现严重骨破坏之前进行翻修手术。

● 单纯从X线片上看不到明显松动但伴有疼痛

骨与骨水泥界面之间未发现松动迹象但伴有疼痛时，很大可能是因为假体微动所诱发的活动时的纵向压痛。翻修时可以发现假体与骨水泥之间的松动。

● 感染

一般采用二期手术方式。首先行假体取出，充分清洗清创，安放加入抗生素的骨水泥间隔物等填充死腔。感染控制后3个月再行翻修置换手术。

● 人工关节自身原因失效

人工关节自身原因失效包括假体柄的断裂与关节滑动界面磨损，发生率约为1.5%，多数情况下可以通过更换失效部件获得解决。

术前准备

◆ TEA翻修置换时骨质条件的再次评估

对肱骨远端的骨缺损按照中央区、桡骨小头区、内上髁区进行部位分类，并且检查人工关节周围有无骨折线，评价是否具有能够接受翻修手术假体植入的基本骨量。

◆ 准备取出假体与骨水泥的器械

尤其是首次TEA由其他医生实施的情况下，更要了解并掌握其植入假体的类型及假体设计。

◆ 自体骨移植的准备

通过触诊及单纯X线检查是否可以从髂骨取骨行自体骨移植。

◆ **外固定器材的准备**

根据需要备好相应物品。

◆ **人工假体型号的准备**

要备好多种类各个型号的假体，最好准备几种柄较长的关节假体。

◆ **麻醉与手术体位的准备**

一般采用全身麻醉。

采用患肢在上方的约45°半侧卧位（**图2a**），手术侧上肢置于胸前，肘后朝向上方。止血带尽量靠近上臂近端捆扎。术者站立于患者的背侧。

要做好软组织无法完全覆盖假体时的应对策略。

手术技术

1 手术入路

《坎贝尔手术学》中的后方入路（肱三头肌腱膜瓣翻起的入路方式）较为实用。其理由主要如下：需要时可以行肱三头肌延长术；对于严重变形的病例通过此入路也可以轻松面对。换句话说，此入路应用范围很广，可以应对肘关节的各种状况。

◆ **皮肤切口**（**图2a**）

原则上使用前次的皮肤切口，尽量不游离皮瓣。

◆ **尺神经与桡神经的游离与保护**

在切口内侧近端找到前次手术分离和前置的尺神经，并予以松解，尺神经需要向远端充分游离，这一步骤对预防术后尺神经麻痹十分重要[4]，不可省略。如果肱骨骨干部位也必须显露的话，还需要找到桡神经，进行游离保护。

◆ **筋膜及腱膜的切开**（**图2b**）

坎贝尔手术入路的优点是可以多次通过同一入路进入，为了将肱三头肌腱膜V字形瓣状翻转，分别在外侧与内侧腱膜处各斜行呈V字形切开，形成的V字形瓣长度以约7cm为佳。

◆ **切开关节囊**（**后方及内侧**）

剥离尺骨鹰嘴基底部的肱三头肌腱膜瓣，一直游离到其远端附着点根部并将其向背侧翻转，这样就可以使得后方的关节囊得到广泛显露。沿着鹰嘴突的尖端做横向切开，为了显露肱骨的鹰嘴窝，再将后方关节囊做纵向切开，纵向切开线与弧向上方的横行切开线共同构成Y字形关节囊切开线（**图2c**）。

图2 体位及显露
a.体位及皮肤切口

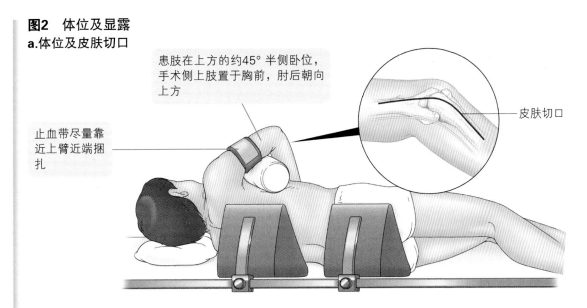

患肢在上方的约45°半侧卧位，手术侧上肢置于胸前，肘后朝向上方

止血带尽量靠近上臂近端捆扎

皮肤切口

b.切开筋膜与腱膜　　　　　　**c.切开关节囊**

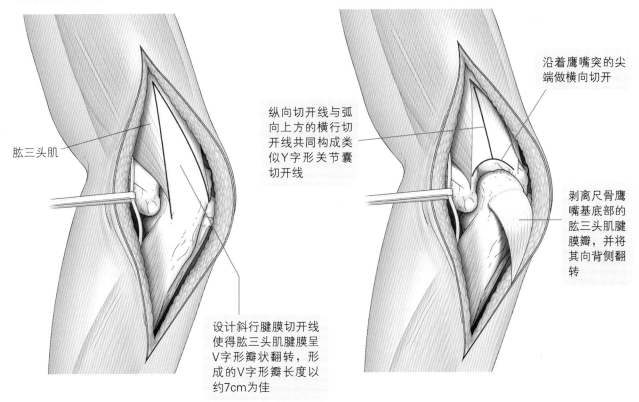

肱三头肌

设计斜行腱膜切开线使得肱三头肌腱膜呈V字形瓣状翻转，形成的V字形瓣长度以约7cm为佳

纵向切开线与弧向上方的横行切开线共同构成类似Y字形关节囊切开线

沿着鹰嘴突的尖端做横向切开

剥离尺骨鹰嘴基底部的肱三头肌腱膜瓣，并将其向背侧翻转

　　沿着关节间隙向远端及前方分离切开，到达内侧副韧带最坚固的部分即前束处，将此韧带切断，关节挛缩会立刻改善，也可以向背侧抬高尺骨使关节脱位。

◀ **手术技巧及注意事项** ▶
··

　　切断前束是为了充分显露脱位关节，使后面的手术操作更加方便的不得已之举。另外，从改善术后活动度的角度出发，对于痛性僵硬或强直的肘关节来说，这一步骤也可以说是必需的措施。

◉关节的显露

极度屈曲肘关节，将前臂向背侧抬高即可使关节脱位。然后将前臂外旋，使得尺骨鹰嘴旋转至内侧，肱骨与尺骨的关节面分离，清楚显露整个关节。

如果有滑膜组织的增生，将其尽可能地切除可以使关节显露更加清楚。

2 肱骨侧的翻修

◆ 假体型号的选择

假体的各个部件都分左、右侧，并有大、小两种型号，要将假体试模并列放置到两个骨端，通过比较来决定大、小号的选择。原则上把尺骨侧假体部件的大小作为确定关节型号的标准（是为了选用的假体型号能充分保留冠突结构）。

◆ 肱骨侧假体与骨水泥的取出

一般对于固定牢固的肱骨侧假体部件在翻修时无须取出，但是，如果判断有必要取出肱骨假体时，在肱骨远端后方做矩形骨瓣开窗是最安全可靠的方法（**图3**）。开窗的最高点应设定在距离假体柄最远端1~2倍肱骨干直径的位置。在这个位置可以安全地实施骨水泥及假体的取出而不会发生骨折。

通常使用薄刃骨刀、直径2~3mm的电钻、扩髓软钻、超声刀装置等进行髓腔的清理，联合应用这些设备可以做到髓腔的彻底清理。

图3 肱骨远端后方矩形骨瓣开窗

开窗的最高点应设定在距离假体柄最远端1~2倍肱骨干直径的位置

做矩形骨瓣开窗，行髓腔的清理

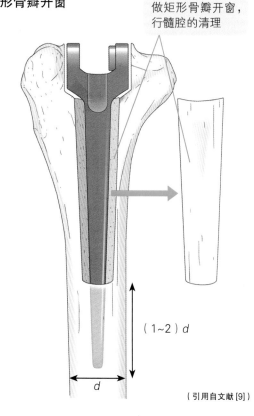

（1~2）d

d

（引用自文献[9]）

150

手术技巧及注意事项

进行髓腔清理时，要特别注意不要穿出外侧骨皮质造成桡神经损伤。部分与骨皮质固定牢固一体化的骨水泥，如果翻修时不影响假体柄的植入，不一定非要去除。

---

3 尺骨侧的翻修

取出固定牢固的尺骨假体部件可以使用骨锯，沿长轴方向截骨至假体柄长度的2/3处。通过这项操作切开骨皮质与其下的骨水泥，可以简单做到假体与骨水泥之间的分离。

与肱骨侧操作一样，使用薄刃骨刀、电钻、扩髓软钻、超声刀装置等进行髓腔的清理。

难点解析

发生了尺骨骨折

可以采用钢板固定或钢丝环扎。首先用电钻去除骨水泥，随后用髓腔扩大器扩髓。此时要注意尺骨冠突下方5cm处存在解剖性弯曲。

翻修时要边从外侧仔细触摸骨皮质边插入新的假体，这样可以避免骨皮质穿透或骨水泥外溢。

---

4 伴有骨折时的翻修手术

伴有尺骨骨折的翻修病例是最常见的。尺骨假体已经松动或者有明显骨溶解，假体的取出并不困难，取出假体后首先行髓腔的充分清理及冲洗，然后计划尺骨的复位固定。

骨折固定一般选用较薄的接骨板，结合结构性骨板移植及钢丝环扎以增加生物力学强度。采用后面所述的骨水泥技术，选择超出病变部位3~4cm的新的长柄假体植入。

5 伴有骨缺损时的翻修手术

伴有骨缺损病例的翻修手术，以下几点最为重要。

· 骨缺损的长度（肱骨远端和尺骨近端）。
· 骨溶解后继发的皮质骨气球样变部位的骨质评价。
· 假体周围骨折位置的高低（根据骨折位置的分型见**图4**）。

根据这些病变的程度（严重度）来选用以下相应方法。

· 打压植骨（impaction grafting, IG）。
· 结构性植骨（struct grafting, SG）。
· 异体骨假体复合物（allograft prosthetic composite, APC）。

IG与SG技术也可以联合应用。

◆ IG

骨溶解严重病例在分离软组织时要注意不要损伤走行于桡神经沟中的桡神

图4　Mayo 分型

Ⅱ型及Ⅲ型适用于结构性植骨。

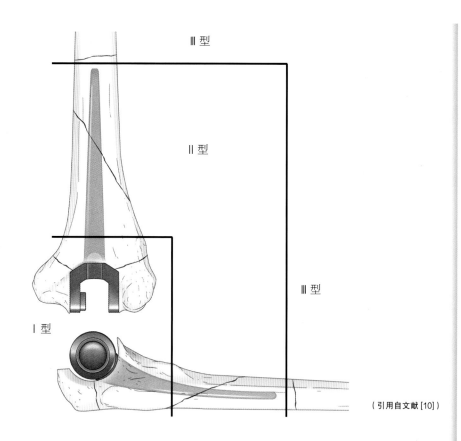

（引用自文献 [10]）

图5　IG手术技术

骨溶解严重病例使用具有"双管腔"装置的翻修工具系统。将内层管腔插入正常的髓腔内，通过外侧管腔便于向因骨溶解而呈气球样变的部位填充骨水泥。

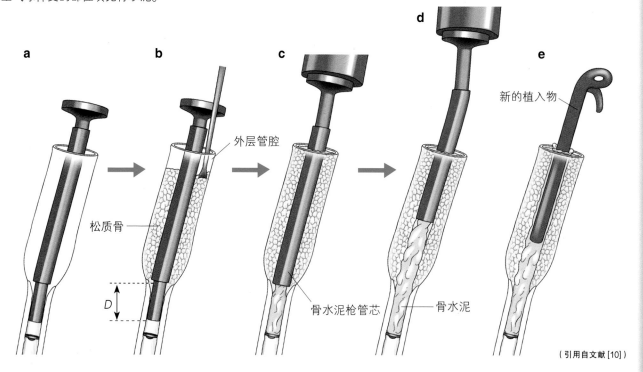

（引用自文献 [10]）

经。确认好正常的髓腔结构，使用具有"双管腔"装置的翻修工具系统（Zimmer公司）进行打压植骨。将内层管腔插入正常的髓腔内，通过外侧管腔便于向因骨溶解而呈气球样变的部位填充骨水泥（**图5**）。

使用小块松质骨实施严密打压，打压植骨部位要足够牢固并确保在边填充骨水泥边退出外导管的过程中不会坍塌。

152

将骨水泥枪管芯连接至内层套管上，骨水泥的填充要超过骨溶解区域，在正常骨髓腔的骨水泥填充长度要达到该节段骨干直径的2倍。一边将内、外层套管退出一边注入骨水泥至髓腔与打压植骨区。骨水泥是通过内侧管腔实施填充操作的。

将新的假体部件插入填充好的骨水泥中（骨溶解IG部位与正常髓腔内），在进行假体柄的最终打入之前，先在前方假体突起结构处实施骨移植操作。为了预防骨水泥在实施上述操作的中途凝固，应将其在手术前日晚上置于冰箱中预冷。

◆ SG

骨缺损伴有Ⅱ型及Ⅲ型假体周围骨折为其适应证。在桡骨侧实施SG操作时，骨移植后的钢丝环扎通常是在桡神经深层实施，所以必须找到桡神经并游离保护好。

骨移植部位选择肱骨远端前、后部，骨板先使用外科磨钻稍微磨削打薄后再进行移植。一般病例都伴有明显的骨质疏松，为了防止钢丝切入骨质内，将移植骨板对称放置在前、后侧，骨板高度与宿主骨端平齐（**图6**）。

结构性骨板覆盖与钢丝环扎的目的与其说是为了促进骨折部位愈合，不如说是为了通过旁路搭桥获得局部的稳定性。把钢丝的接头部位放置在后方或内后方以避免其对桡神经与尺神经造成刺激。骨折线两端至少各捆扎2道钢丝，可能的话最好捆扎3道钢丝，总计6道钢丝为佳。最后植入肱骨假体部件。

尺骨侧的操作技术与肱骨侧相同，尺骨侧结构性植骨部位要靠近近端，这样可以获得对于肱三头肌的所谓水平力臂效果。

◆ APC

本项技术属于异体骨移植，所以在日本仅限于几所医院能够实施。但据Mansat等报道，此项技术在髋、膝关节翻修手术中有很好的效果。异体骨与宿主骨之间的结合部位可以采用阶梯状或端对端模式（需要钢丝环扎），必要时也可以选择套接等模式（**图7**）。

图6 结构性植骨（SG）

图7 针对Ⅲ型骨折使用异体骨移植物的阶梯状骨移植

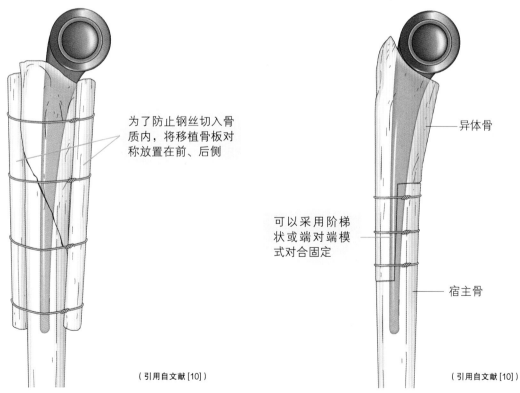

为了防止钢丝切入骨质内，将移植骨板对称放置在前、后侧

异体骨

可以采用阶梯状或端对端模式对合固定

宿主骨

（引用自文献[10]）

（引用自文献[10]）

术后康复治疗

每一种翻修技术都属于侵袭较大的手术，所以优先考虑软组织的恢复。在等待术后肿胀消退的2~4周，使用石膏托或支具固定肘关节于稍伸直位。

●文献

[1] 稲垣克記，宮岡英世，工藤 洋．手関節と肘関節．Kudo type 5. // 新 OS NOW No.23，人工肘関節置換術．東京：メジカルビュー社，2004：78-83.

[2] 稲垣克記，並木 脩，宮岡英世．人工肘関節のデザインとバイオメカニクスからみた臨床評価．人工肘関節の長期成績．関節外科，2006，25：62-69.

[3] KUDO H, IWANO K, NISHINO J. Total elbow arthroplasty with use of a nonconstrained humeral component inserted without cement in patients who have rheumatoid arthritis. J Bone Joint Surg, 1999, 81-A：1268-1280.

[4] QURESHI F, DRAVIARAJ K P, STANLEY D. The Kudo 5 total elbow replacement in the treatment of the rheumatoid elbow. J Bone Joint Surg, 2010, 92-B：1416-1421.

[5] MORREY BF, BRIAN RS, DOBYNS JH, et al. Total elbow arthroplasty. A five year experience at the Mayo clinic. J Bone Joint Surg, 1981, 63-A：1050-1063.

[6] GILL DR, MORREY BF. The Coonrad-Morrey total elbow arthroplasty in patients who have rheumatoid arthritis. A ten to fifteen-year follow-up study. J Bone Joint Surg, 1998, 80-A：1327-1335.

[7] SANCHEZ-SOTELO J, MORREY BF：Total elbow arthroplasty. J Am Acad Orthop Surg, 2011, 19：121-125.

[8] INAGAKI K, O'DRISCOLL SW, NEAL PG, et al. Importance of a radial head component in Sorbie unlinked total elbow arthroplasty. Clin Orthop Relat Res, 2002, 400：123-131.

[9] MORREY BF, KING GJW. Revision of failed total elbow arthroplasty with osseous integrity//MORREY BF. The elbow and its disorders. 3rd ed. Philadelphia: Saunders, 2009: 885-898.

[10] MORREY BF, SANCHEZ SOTELO J. Revision of failed total elbow arthroplasty with osseous deficiency//MORREY BF. The elbow and its disorders. 3rd de. Philadelphia, Saunders, 2009: 899-910.

针对 RA 患者 MP 关节重度掌侧脱位病例的人工掌指关节置换术

新潟省立类风湿中心诊疗部部长　　石川　肇

本术式的适应证

当类风湿性关节炎（RA）患者的掌指（MP）关节出现进行性破坏，因疼痛或畸形无法完成精细捏持动作，或者因伸直受限握持物品困难，对日常生活影响较大者，可行人工掌指关节置换术（**图1**）[1, 2]。

但是，如果MP关节重度掌侧脱位且手指短缩超过1cm以上，关节周围的软组织稳定结构就将完全丧失功能，多数已经无法修复，重建也十分困难。在这种情况下若选用表面置换型或半限制型人工掌指关节假体，发生术后脱位及松动的风险很高，因此选择弹性材质的间隔型（一体化型）人工关节假体为佳。

本文主要介绍针对MP关节重度掌侧脱位病例使用间隔型硅橡胶假体（Swanson公司）进行关节重建的手术方法。

图1 术前手部影像
39岁，女性，RA患者。
a.X线片
b.手指最大屈曲时
c.手指最大伸直时
d.3D-CT
可见示指MP关节重度掌侧脱位。

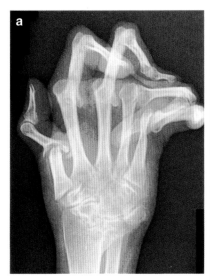
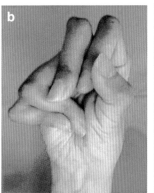
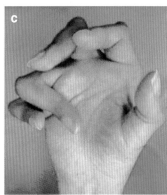
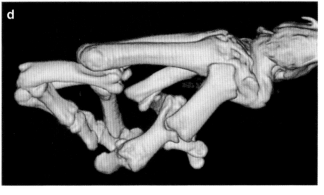

手术技术 [3]

1 皮肤切口

　　于掌骨颈背侧做平缓的波浪形横切口。单根手指手术可以做MP关节上方的纵切口（**图2**）。为了关闭切口时准确对合皮肤，可以预先在皮肤上画出标记。

2 显露

◆ 浅层的显露

　　切开皮肤皮下组织，显露出伸肌腱。纵向钝性分离掌骨头间静脉，用拉钩小心将其牵拉向侧方，显露指背腱膜及腱帽并将其向远端游离至近节指骨基底部。切开各伸肌腱的腱间联合。

　　多数情况下，MP关节不仅向掌侧脱位还向尺侧偏移，需要将尺侧手内在肌腱用单钩从背侧拉出并切除4mm（**图3a**）。小指的外展肌腱较粗，一定要完整切断，避免残留，同时要注意不要损伤小指的指神经。

> **手术技巧及注意事项**
>
> 　　在切断小指外展肌腱时，要注意不要损伤小指的指神经，当显露出掌侧皮下脂肪时尤其要重视。

◆ 深层的显露

　　多数情况下指背伸肌腱腱帽及矢状束的桡侧处于拉长状态，伸肌腱向尺侧偏移。在伸肌腱的桡侧、保留伸肌腱腱帽与矢状束2mm的缝合缘做纵向切开。Swanson等是沿着肌腱尺侧缘切开的，后期将桡侧的腱帽做重叠紧缩缝合。

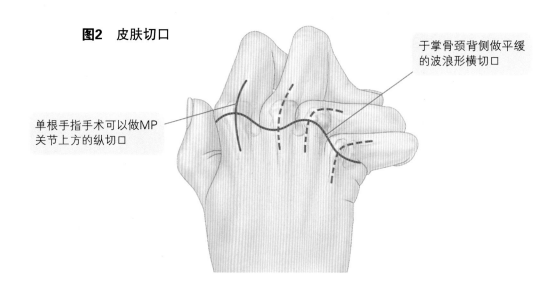

图2　皮肤切口

于掌骨颈背侧做平缓的波浪形横切口

单根手指手术可以做MP关节上方的纵切口

图3 显露
a.浅层的显露

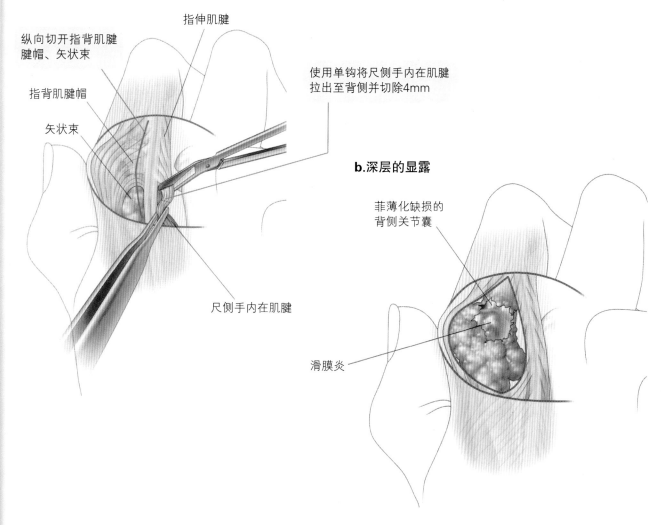

纵向切开指背肌腱
腱帽、矢状束

指背肌腱帽

矢状束

指伸肌腱

使用单钩将尺侧手内在肌腱
拉出至背侧并切除4mm

b.深层的显露

菲薄化缺损的
背侧关节囊

滑膜炎

尺侧手内在肌腱

在指背腱膜与关节囊之间做钝性分离，显露关节囊。由于滑膜炎与重度脱位，多数情况下关节囊已经缺失，如果还有残留则将其做工字形切开（**图3b**）。

增生明显的滑膜需要充分切除。尖端弯曲的滑膜切除钳（AESCULAP公司制造）在切除滑膜时可有效预防韧带与关节囊的损伤，较为实用。未脱位的病例应尽量保留示指桡侧的侧副韧带与关节囊，假体植入后可通过骨孔进行缝合修复，但重度脱位病例大部分结构已经缺失，无法修复。

3 截骨

◆ 截骨

骨膜下剥离显露掌骨颈，垂直于掌骨的长轴截除掌骨头约10mm（**图4a**）。垂直于指骨的长轴截除近节指骨基底部7~8mm（**图4b**）。

◆ 检查有无屈肌腱鞘滑膜炎

骨截除的范围要超过侧副韧带的附着点。在手指牵引状态下将掌板横行切开，使用单钩从此处将屈肌腱拉出至背侧，如果存在狭窄性腱鞘炎，则切除屈肌腱鞘，确保手指关节屈伸良好（**图4c**）。实施这一步骤时注意不要损伤屈肌腱及指神经。

◆ 截骨量

可以通过沿长轴方向牵拉手指，观察两截骨面间能否张开15mm间隙来确定截骨量是否适宜（**图4d**）。

图4 截骨

a.掌骨颈的截骨   **b.近节指骨基底部的截骨**

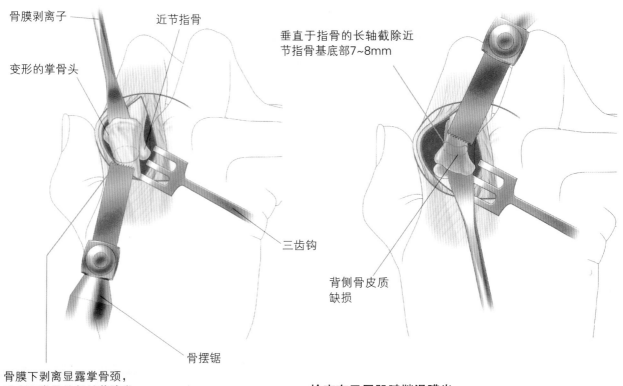

骨膜剥离子   近节指骨

变形的掌骨头

垂直于指骨的长轴截除近节指骨基底部7~8mm

三齿钩

背侧骨皮质缺损

骨摆锯

骨膜下剥离显露掌骨颈，垂直于掌骨的长轴截除掌骨头约10mm

c.检查有无屈肌腱鞘滑膜炎

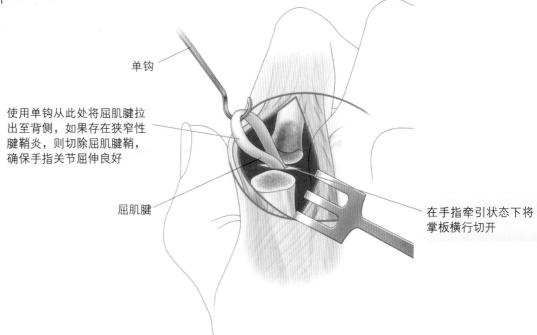

单钩

使用单钩从此处将屈肌腱拉出至背侧，如果存在狭窄性腱鞘炎，则切除屈肌腱鞘，确保手指关节屈伸良好

屈肌腱

在手指牵引状态下将掌板横行切开

158

图4 截骨（续）
d.截除骨量的确认   **e.截除骨量的调整**

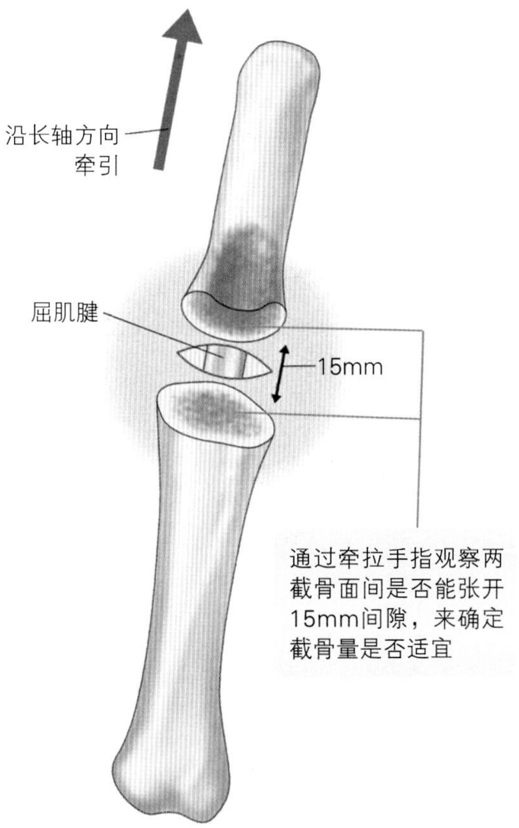

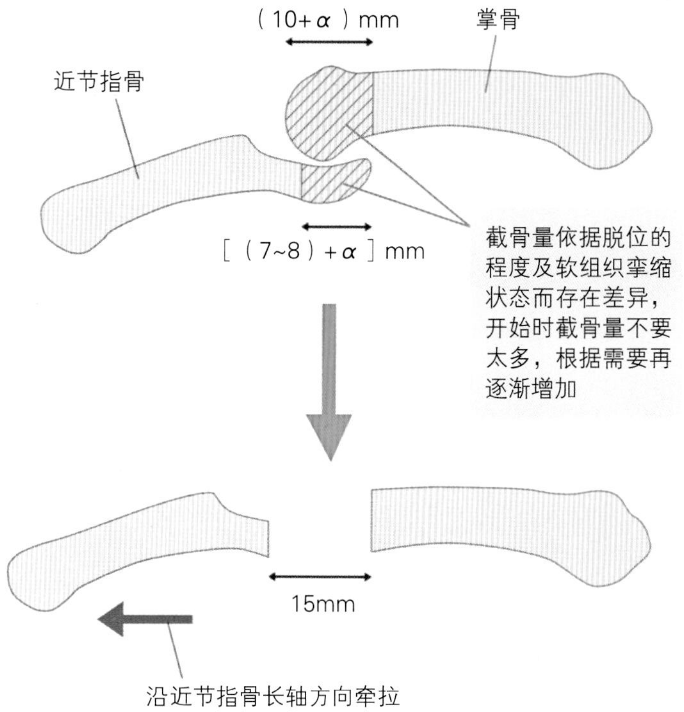

沿长轴方向牵引

屈肌腱

15mm

通过牵拉手指观察两截骨面间是否能张开15mm间隙，来确定截骨量是否适宜

（10+α）mm   掌骨

近节指骨

[（7~8）+α]mm

截骨量依据脱位的程度及软组织挛缩状态而存在差异，开始时截骨量不要太多，根据需要再逐渐增加

15mm

沿近节指骨长轴方向牵拉

截骨量依据脱位的程度及关节周围软组织挛缩状态而存在差异，开始时截骨量不要太多，建议一边观察软组织稳定结构的张力，一边根据需要逐渐追加截骨量（**图4e**）。

因长期掌侧脱位受掌骨头的压迫导致近节指骨基底背侧存在较大骨缺损时，可以适当增加近侧指骨基底的截骨量。若断面完全截平将造成近节指骨明显短缩的话，可以截骨至截面面积达到近节指骨总横截面积的2/3左右，再根据需要做掌骨侧截骨。

对于重度脱位病例，为了植入假体后获得适宜的软组织张力，通常截骨量会偏多一些，手指整体的长度较正常手指会短一些。另外，要用心设计各手指的MP关节水平，使其以中指为顶点呈弓状排列。

◖ **手术技巧及注意事项** ◗

截骨量开始时不要太多，要一边观察软组织稳定结构的张力，一边根据需要逐渐追加截骨量。近侧指骨截骨断面面积要达到近节指骨总横截面积的2/3左右。

4 假体植入准备

◆ **髓腔锉磨**

用探针在掌骨与近节指骨截骨面钻孔，确定髓腔方向，然后使用专用的髓腔锉将掌骨截骨面锉磨成长方形开口并逐渐扩大髓腔（**图5a**）。术前通过手部正位片的模板测量，预先确定好假体的尺寸，选用比预计型号小2~3个号的髓腔锉开始锉磨。

切削硬骨质时可使用特制的立钻（前端带有圆柱形导引杆的侧方磨削立钻或细立钻）进行扩髓，要注意这一步骤不可强行操作，否则，若立钻挤夹入髓腔内，则存在诱发骨折的风险。

有时，髓腔因为退变骨皮质会变得很薄，注意不要过度扩髓导致皮质穿孔。使用同样方法进行近节指骨的髓腔扩大与锉磨（**图5b**）。

> **难点解析**
>
> **髓腔扩大时存在骨折风险！**
> 　　使用侧方磨削立钻扩大髓腔时，不要强行推压操作，否则存在骨折的风险。另外，为了防止变薄的骨皮质发生穿孔，扩髓时要小心细致。

◆ MP关节重度掌侧脱位的应对策略

MP关节重度掌侧脱位的病例可能出现以下几种情况。

①截骨面扁平或呈倒三角形，无法满足假体柄植入的基本要求。

②髓腔狭窄堵塞。

③近节指骨基底部截骨面小于整体断面面积的50%。

情况①的应对策略

小号的假体植入物会联合应用鞘套[4]以防止其断裂，植入困难时可以去除鞘套。配有鞘套的假体只局限于3号以上，3号以下的假体没有该部件。另外，在髓腔锉磨时，为了鞘套压配设计的髓腔锉的标记刻度不需要完全埋入骨内，剩余2格刻度左右就足够假体植入所需。

图5　假体植入准备
a.骨的髓腔锉磨　　　　　　　　　　　　　　**b.近节指骨的髓腔锉磨**

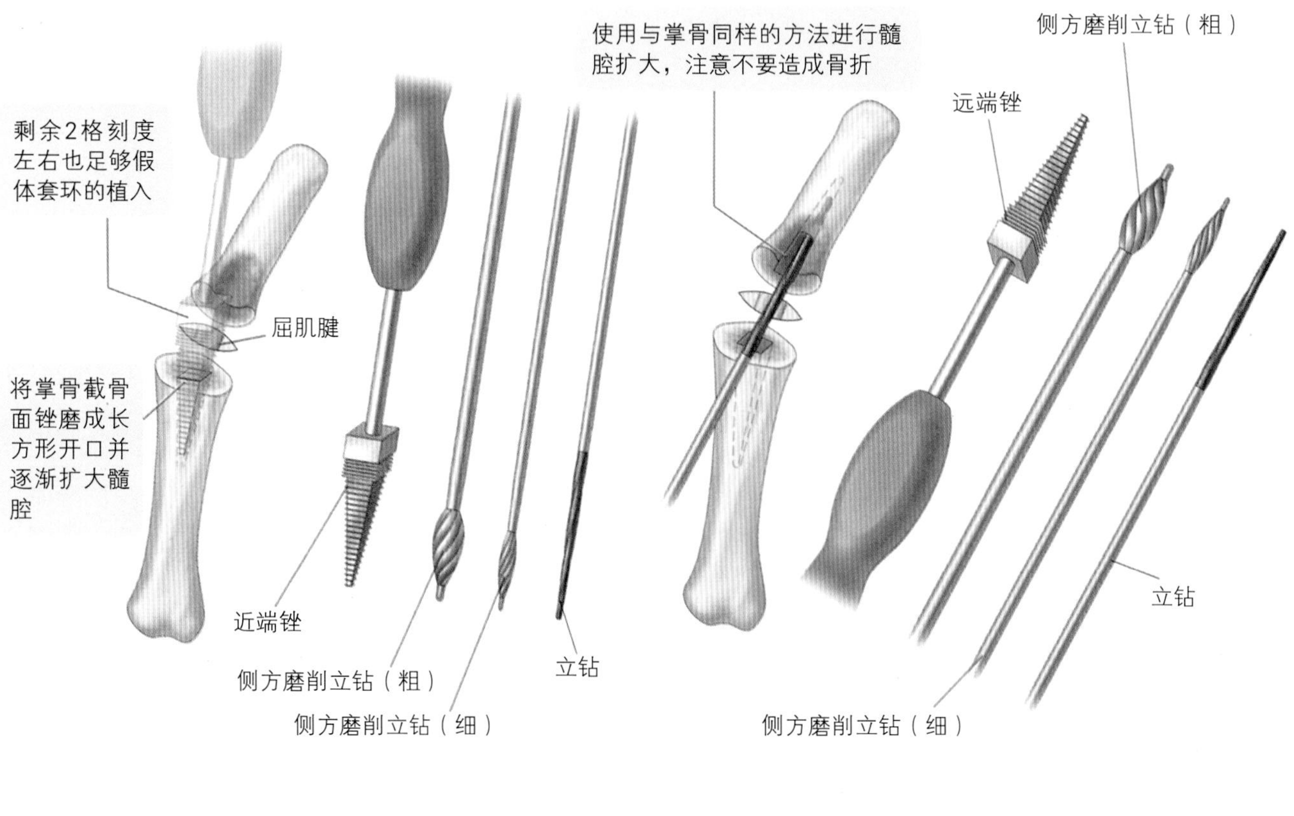

剩余2格刻度左右也足够假体套环的植入

屈肌腱

将掌骨截骨面锉磨成长方形开口并逐渐扩大髓腔

近端锉

侧方磨削立钻（粗）

侧方磨削立钻（细）

立钻

使用与掌骨同样的方法进行髓腔扩大，注意不要造成骨折

远端锉

侧方磨削立钻（粗）

立钻

侧方磨削立钻（细）

图5 假体的植入准备（续）

c.髓腔内部狭窄的应对策略　　　　　　　　**d.骨移植**

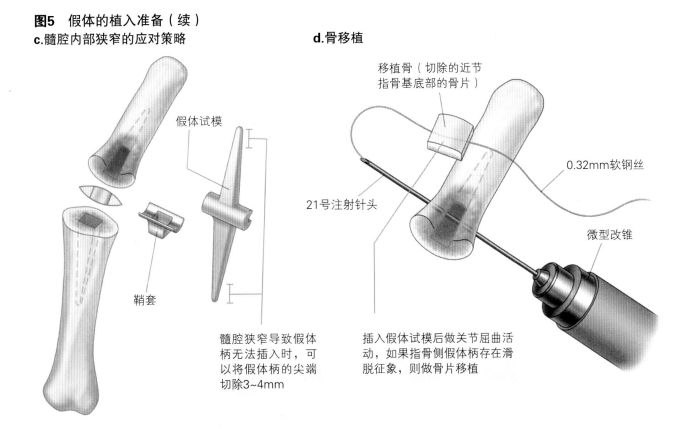

假体试模

鞘套

髓腔狭窄导致假体柄无法插入时，可以将假体柄的尖端切除3~4mm

移植骨（切除的近节指骨基底部的骨片）

0.32mm软钢丝

21号注射针头

微型改锥

插入假体试模后做关节屈曲活动，如果指骨侧假体柄存在滑脱征象，则做骨片移植

情况②的应对策略

　　髓腔入口处大小匹配，但髓腔内部狭窄导致假体柄无法植入时，可以将假体柄的尖端切除3~4mm再进行植入（**图5c**）。将1.2mm手部用克氏针插入髓腔内，使用测量尺测量所需要的假体柄的长度，切除多余部分的假体柄。但需注意，若假体柄切除过多，当MP关节屈曲时，假体柄（特别是骨侧假体柄）可能会从骨髓腔内滑脱出来。

手术技巧及注意事项

切除假体柄时切忌切除过长。

情况③的应对策略

　　使用切除的近节指骨基底部骨片在指骨基底背侧做骨移植（**图5d**）。将21号注射针头装配到微型改锥上，诱导0.32mm软钢丝穿过近节指骨基底部掌侧与移植骨片进行捆扎固定。关节假体植入后再将钢丝完全收紧固定。

手术技巧及注意事项

　　在将不是非常坚固的小移植骨片导入钢丝并收紧固定的过程中，要注意保护骨片，避免碎裂。

　　接下来行假体试模的安装。首先插入掌骨侧的假体试模，屈曲MP关节，并将手指向远端牵拉以张大关节间隙，同时折曲假体试模并使其远端柄插入近节指骨髓腔。在此过程中假体试模存在弹飞出去的风险，所以需要助手使用无齿镊子夹持住试模中央与远端柄交界处，在将试模向近端推压的同时实施远端柄的插入。

试模插入后，若关节伸直位时试模中央部分存在挤夹扭曲，则行骨的追加切除。若关节伸直位时出现半脱位趋势，屈曲时远端柄有拔出迹象，则要更换大1个型号的假体。切实修复好关节囊与侧副韧带的附着点虽有必要，但重度脱位病例如这些结构往往已经缺失，很难做到完整修复。

5 假体的植入

将切口彻底冲洗后，采用与安装试模同样的方法植入假体。注意不要损伤假体的表面，操作过程中使用无齿镊子，采用"无接触（手指不直接接触假体）技术"（**图6a**）。

对于近节指骨基底部背侧需要植骨的病例，此时可以将穿过骨内的钢丝收紧并切除多余钢丝（**图6b**），在此过程中注意避免造成基底部骨折（**图6c**）。

被动活动关节，检查假体与骨组织间有无其他组织嵌夹，旋转活动近节指骨，观察假体的旋转稳定性，将关节屈曲至70°左右观察假体柄有无脱出征象。

图6 假体的植入
a.假体的植入

b.骨移植病例中移植骨片的固定

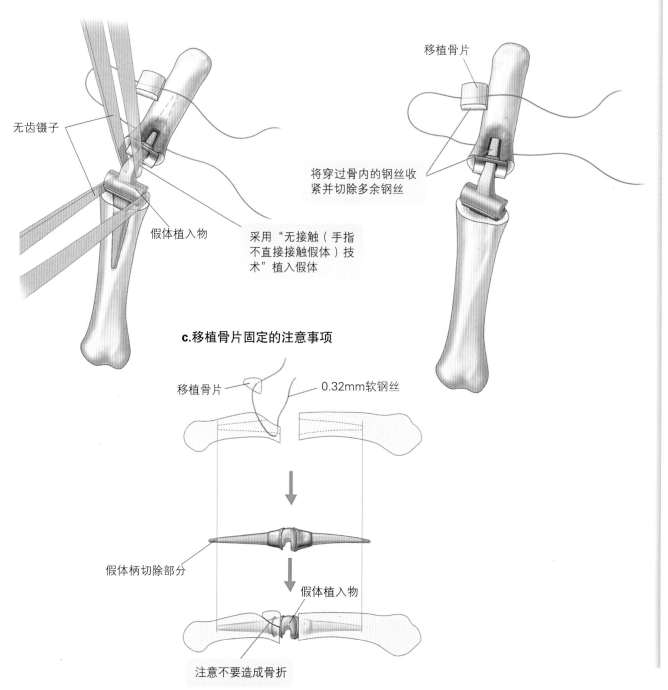

c.移植骨片固定的注意事项

6 软组织稳定结构的修复 难点

◆ 伸肌腱的中置

关节囊组织若有残留，应在MP关节屈曲40°位采用PDS缝线尽可能予以缝合。然后将松弛的桡侧指背腱膜、腱帽与矢状束用3-0缝线通过伸肌腱下方做褥式缝合，使得伸肌腱中置（Littler法）（**图7**）。

对于术前伸肌腱无尺侧滑脱的手指，可以进行原位缝合，尽可能保证伸肌腱与假体不发生直接接触。尺侧指背侧腱膜、腱帽与矢状束张力较大时可行纵向切开松解。

有时小指等尽管做了充分的软组织松解，但伸肌腱仍然张力较大，难以中央复位，这时可行伸肌腱的适度延长，但不能影响手指的伸直功能。将伸肌腱做4cm长的Z字形切开，在适度张力下进行编织，用4-0尼龙线缝合。

伸肌腱中置后，检查手指整体的平衡，被动屈曲MP关节，观察伸肌腱结构的张力情况。

◆ PIP关节的处理

术前存在纽扣畸形的手指，若假体植入后近侧指间（PIP）关节屈曲角度加大，可以在PIP关节的掌侧做指浅屈肌腱（FDS）的切断。术前存在鹅颈畸形的手指，若假体植入后仍残留PIP关节的过伸畸形，可以联合实施PIP关节背侧的伸肌腱结构的松解、掌侧的FDS腱固定、皮肤紧缩术等。

图7 软组织的修复
a.伸肌腱的中置   b.中置后的横断面图

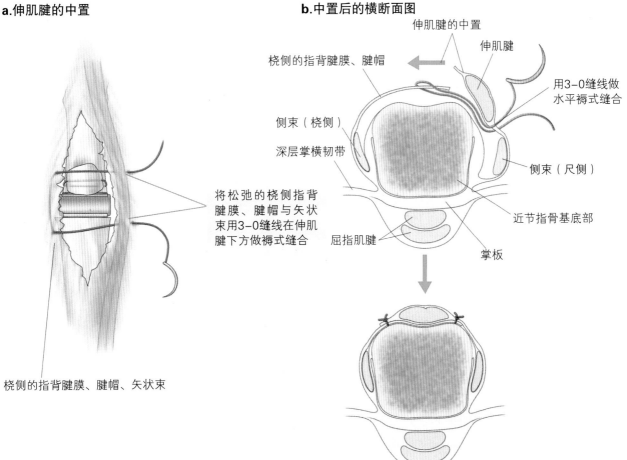

图8 PIP关节融合术

a.X线片

示指、中指、环指MP关节实施了人工掌指关节置换术（Swanson），拇指、小指MP关节与示指、中指、环指PIP关节实施了关节融合术。

b.手指最大屈曲位　**c.**手指最大伸直位　**d.**3D-CT

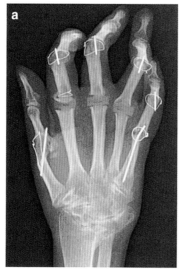
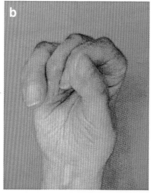
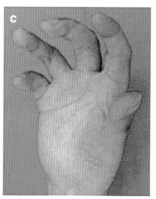
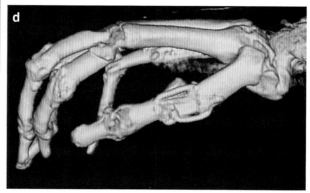

　　PIP关节存在中度以上破坏与侧方不稳时，可行关节融合术（**图8**）。第2~5指的MP关节的张力情况应该均衡一致，如果被动屈曲活动时伸肌腱结构张力较大，应重新修正伸肌腱的中置步骤。这时MP关节的缝合要在屈曲40°位进行。

　　对于残留有软组织稳定结构的示指的处理，要让助手维持示指在MP关节伸直、略外旋、桡偏位上进行桡侧副韧带与关节囊的缝合，然后再用尺侧残留的关节囊覆盖假体。

> **手术技巧及注意事项**
>
> 　　假体植入后，通过切实的软组织稳定结构的平衡与修复，可以获得充分的畸形矫正结果。

7 关闭切口

　　充分冲洗、止血后，皮下放置Penrose引流管2枚，用4-0 PDS缝线缝合皮下组织，用4-0尼龙线缝合皮肤。各指间用纱布间隔，使用松软敷料包扎至指尖部并给予轻度加压包扎，前臂用石膏固定。

并发症及对策

◆ 切口的延迟愈合

术后1周内使用吊带等将患侧手部抬高，进行手指活动。为了预防感染，术后48h内给予抗生素治疗。

◆ 假体的旋转松动与髓腔外滑脱

使用假体柄部分切除的假体及拆除鞘套的假体时容易发生。

术中假体植入后，要检查确认手指旋转、屈曲活动不会引起假体松动。同时要测试不引发远端假体柄滑脱的关节最大屈曲角度。术后康复治疗时要避免关节屈曲或手指旋转超过该角度，这是术后3周内尤其要注意的。

术后康复治疗[5]

术后4~5d开始在动力支具（dynamic splint）的保护下开始手指的主动屈曲、被动伸直运动，术后6周内全天佩戴（**图9**）。对示指与中指除了伸展牵引外，同时予以桡侧方向牵引，使其处于略桡偏、外旋状态。另外，在康复训练时还要去除弹力牵引绳，逐根手指进行被动MP关节的屈曲活动训练。

3周以后屈曲不良的病例需要追加屈曲侧的牵引，1d数次，每次10min。4周后使用康复治疗黏土进行抗阻力运动。术后6~12周时改为只在夜间佩戴动力支具（Swanson的动力支具使用方法为：术后3~4周全天佩戴，其后的3周改为单纯夜间佩戴。对于伸直不良、屈曲挛缩、畸形残留的病例需要延长佩戴时间至数周或几个月）。

> **手术技巧及注意事项**
>
> 与手术技术同样，康复训练的好坏直接影响术后的治疗效果。

图9　动力支具
术后4~5d开始佩戴，进行手指的主动屈曲、被动伸直运动，术后6周内全天佩戴。

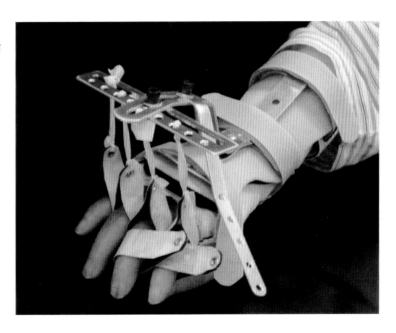

●文献

[1] 石川　肇. Swanson 人工指関節の臨床成績と問題点-術後 10 年以上経過例の検討-. 関節外科, 2010 , 29 ： 318-330.

[2] ISHIKAWA H, MURASAWA A, et al. The effect of activity and type of rheumatoid arthritis on the flexible implant arthroplasty of the metacarpophalangeal joint. J Hand Surg, 2002, 27-B: 180-183.

[3] 石川　肇. Swanson flexible implant// 整形外科 Knack&Pitfalls リウマチ診療の要点と盲点. 東京：文光堂. 2010: 205-211.

[4] SWANSON A B, DE GROOT SWANSON G, et al. Use of grommets for flexible implant arthroplasty of the metacarpophalangeal joint. Clin Orthop, 1997, 342: 22-33.

[5] 石川　肇, 後藤喜代美, ほか. 関節リウマチにおける最新上肢手術の術後セラピィ. 作業療法ジャーナル, 2011, 45:1005-1014.

PIP 人工指间关节的翻修手术

东京手外科、运动医学研究所，新桥八九十会诊所　**南川义隆**

假体与翻修

◆ 硅橡胶假体

近节指间（proximal interphalangeal, PIP）关节所使用的硅橡胶假体近期临床效果良好，但与掌指（metacarpo-phalangeal, MP）关节相比，更容易遭受侧方应力，需要面对远期假体破损的难题。另外，随着近年来表面置换型人工指间关节的普及，假体松动与破损病例也开始出现，此类假体的翻修要比硅橡胶假体更为困难。

◆ PIP人工指间关节的翻修

假体取出后一般多采取关节融合术，但根据患者的职业及特殊需求有时也需要行翻修置换术。与初次手术不同，翻修手术多伴有骨缺损，侧副韧带的张力调整也非常困难。

非骨水泥型PIP表面置换型人工指间关节（SLFJ，Nakashima公司）近年来在很多医疗机构开始应用，笔者也经历了数例因假体破损及翻修前来咨询的患者。翻修手术每个患者的情况均不相同，在这里结合实际病例做一介绍。

硅橡胶假体破损的病例也可以选择更换硅橡胶假体，但因为存在骨吸收问题及再次破损的可能性，本文主要介绍使用SLFJ联合骨移植的关节翻修手术。

手术技术

病例1

此为骨水泥固定的表面型人工指间关节使用SLFJ进行了初次翻修、伴有重度的骨缺损来院接受再次翻修手术的病例。

患者在外院实施了示指的初次指间关节置换术（石突型），术后10年再次实施了SLFJ假体的翻修手术。2年后初次至我院就诊（**图1**）。

图1 PIP人工关节翻修病例

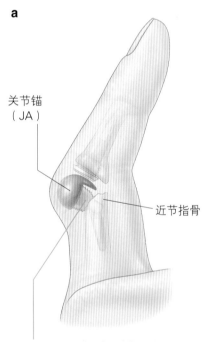

关节锚
（JA）

近节指骨

JA根部断裂，球头向背侧松脱移位，近节指骨远端骨缺损严重，只残留掌侧部分骨质

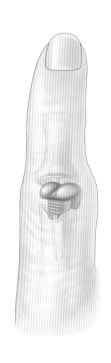
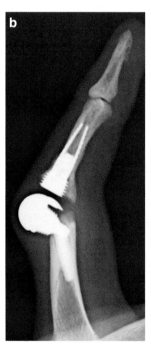
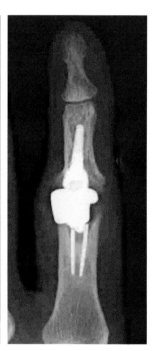

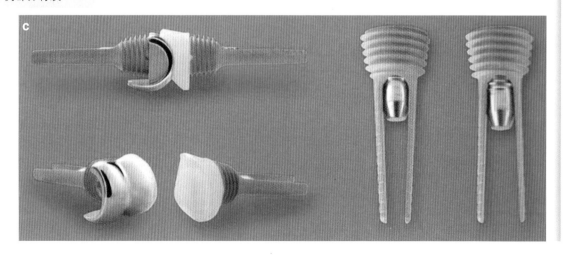

1 显露及人工关节的取出

◆ 皮肤切口及显露

为了充分清晰显露，采用背侧手术入路。多数情况下伸肌腱都会与皮下粘连紧密，要小心慎重剥离。伸肌腱扩张变薄，从肌腱桡侧腱束开始剥离并向尺侧掀开（**图2a**）。

◆ 人工关节的取出

假体球头、平台及断裂的JA的近端部分取出比较容易，但JA的远侧断端一般与近节指骨髓腔愈合牢固（**图2b、图2c**）。

> **手术技巧及注意事项**
>
> 二次翻修手术时组织粘连很重，注意细心操作不要损伤伸肌腱。

图2 手术显露及人工关节取出
a.伸肌腱的认定

b.人工关节的取出

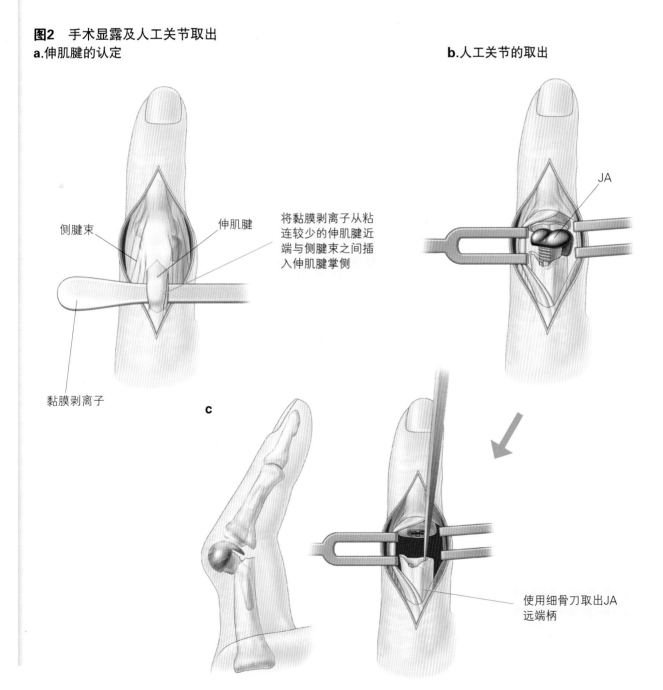

侧腱束

伸肌腱

将黏膜剥离子从粘连较少的伸肌腱近端与侧腱束之间插入伸肌腱掌侧

黏膜剥离子

c

JA

使用细骨刀取出JA远端柄

放置新的JA并拍摄X线片，作为JA安放位置、移植骨块大小的判断依据（**图3a**）。

将退行性变的第3跖骨头切除稍长一点，剔除软组织后从中间纵向切开分成两瓣（**图3b**），修整骨瓣使其从两侧覆盖骨缺损部位并用钢丝做坚强固定（**图3c**）。

手术技巧及注意事项

骨移植块要足够大，髓腔内也要填充松质骨。

图3 骨移植

a.移植骨量的确定

临时放置新的JA与球头并拍摄X线片，来确定需要移植的骨块大小。

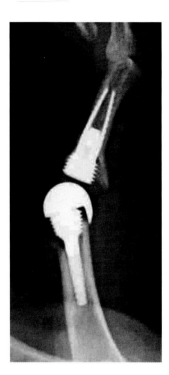

b.跖骨头移植

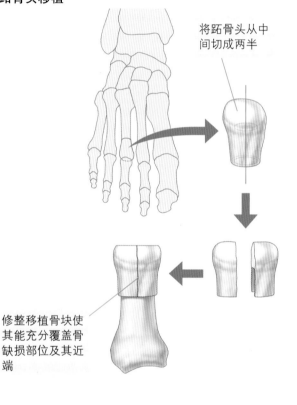

将跖骨头从中间切成两半

修整移植骨块使其能充分覆盖骨缺损部位及其近端

c.钢丝固定

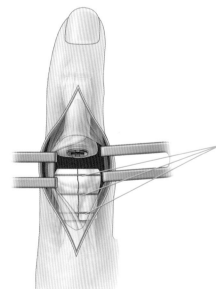

移植骨瓣环形包绕背侧、侧方及髓腔结构并用3道钢丝做坚强固定

3 JA的植入与关节复位

钻入开口尖锥后，使用锥形锉做髓腔成形（**图4a**）。因为桡侧副韧带在近端已经完全松脱，所以JA的植入情况以能维持尺侧副韧带的适宜张力为准（**图4b**）。

手术技巧及注意事项

为了避免把髓腔内的移植骨推挤到髓腔底部，先用小1号的锥形锉边由内向外压迫移植骨边增加深度。

图4 髓腔锉磨及JA的植入
a.髓腔锉磨

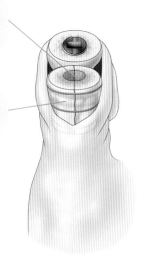

首先钻入开口尖锥，之后使用锥形锉做髓腔成形

注意不要把移植骨推挤到髓腔底部

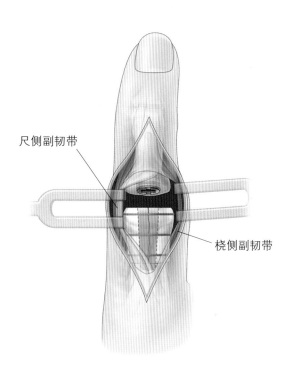

尺侧副韧带

桡侧副韧带

b.JA的植入

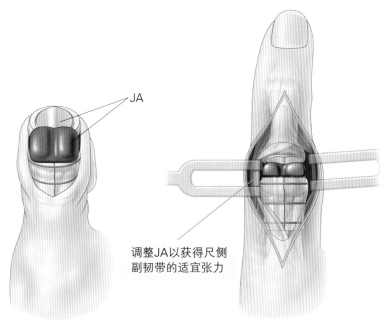

JA

调整JA以获得尺侧副韧带的适宜张力

图5 桡侧副韧带的重建

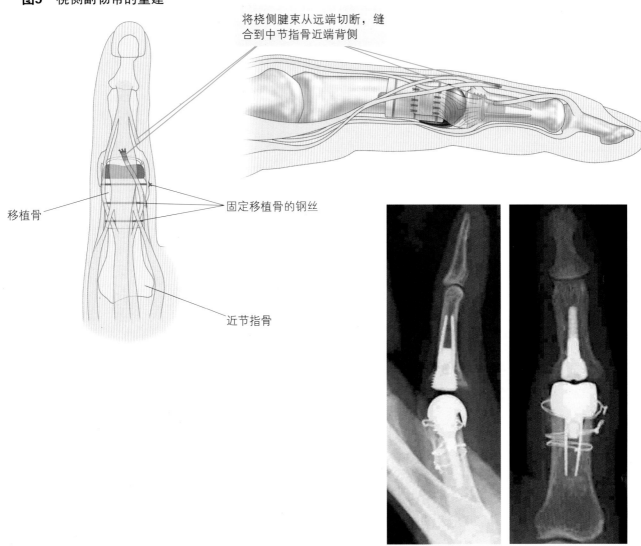

将桡侧腱束从远端切断，缝合到中节指骨近端背侧

移植骨

固定移植骨的钢丝

近节指骨

4 桡侧副韧带的缝合与伸肌腱的重建

将桡侧副韧带缝合在近节指骨固定移植骨块的钢丝上，变薄的伸肌腱用4-0尼龙线与可吸收线做紧缩缝合。将桡侧腱束从远端切断，缝合到中节指骨近端背侧（**图5**）。

术后康复治疗

术后3d开始主、被动活动。限制屈曲角度在2周内不许超过30°、4~6周约45°。4周内在不做康复训练时将手指固定在伸直位，从第5周开始将其并行固定到中指上。

并发症及对策

为了预防尺侧偏移不稳的复发及肌腱粘连的发生，早期要求在控制下活动训练，手指仅固定4周，之后至3个月为止将其并行固定到中指上协同运动。

病例2

此为实施Swanson硅橡胶假体置换术后2年出现尺侧偏移不稳的病例（**图6**）。因为初次手术切口在指背侧，所以采用指背侧手术入路（Syamay入路）进行显露。取出破损的假体，髓腔内取髂骨松质骨植骨，重新植入SLFJ假体。

对桡侧的侧副韧带做了紧缩缝合，将患指与中指行胶带并指固定后开始早期活动训练。

病例3

此为使用碳素假体植入术后1年关节严重松动的病例（**图7**、**图8**）。

在香港做手工业工作的女性员工，因骨关节炎（OA）实施了关节置换手术，中指和环指的远、近端假体均出现了明显的松动。

OA与RA不同，骨皮质较厚而髓腔较窄，因此力线一定要准确。手术当中临时安放JA后通过X线透视确认位置与力线，然后取出JA，取髂骨植骨后做了SLFJ翻修手术。

图6 假体置换术后2年出现尺侧偏移不稳病例
a.术前X线片　　　　　　　　　　　　　　b.术后X线片

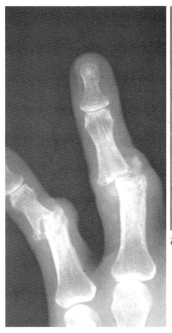
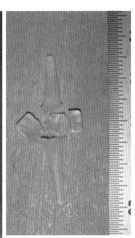
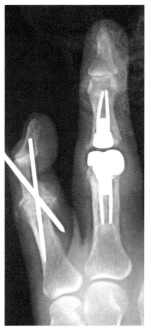
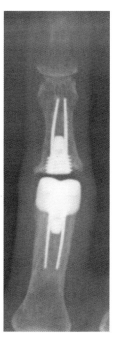

破碎的假体

图7 假体植入术后1年关节严重松动病例

a.术前X线片　　　　　　　　　　　　　　　　**a.术后X线片**

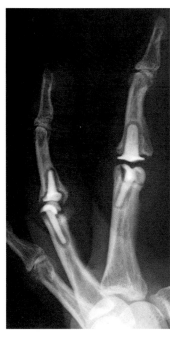 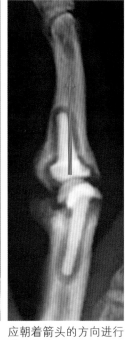 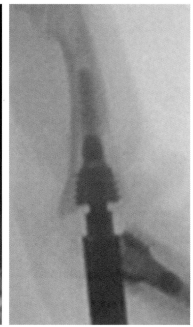

应朝着箭头的方向进行髓腔磨锉。

图8 翻修手术后的X线片

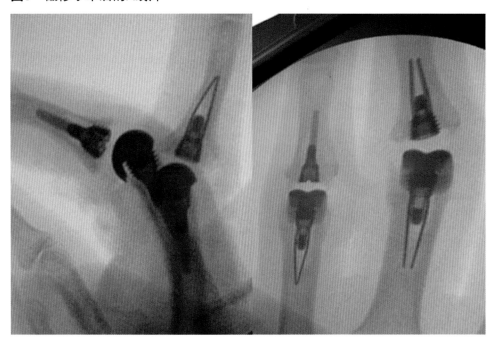

●文献

[1] 南川義隆 . 人工指関節 // 新 OS NOW No.22, 手指の外科；修復，再建とリハビリテーション . 東京：メジカルビュー社，2002：147-154.

[2] 南川義隆 . PIP の人工指関節置換術 //OS NOW Instruction No.7 リウマチ上肢の再建手術 . 東京：メジカルビュー社，2008：158-164.

导航下 THA、TKA 的术前计划与手术方法

大阪大学医学研究院运动系统医学工程治疗学客座教授　**菅野伸彦**

导航的种类与特点

◆ 人工全髋关节置换术（THA）与导航

THA的导航技术包括使用CT影像进行导航（CT导航）与不使用影像进行导航（IL导航）两大类，CT导航更为准确，在日本药监部门只许可CT导航。

CT导航在做术前计划时可以利用CT影像，所以对假体匹配性及型号选择的可信度较高，可以兼顾到个体的骨骼形状及骨盆倾斜情况，臼杯的安放角度不会因体位不良而造成影响[1-3]。即使切口较小也可确保臼杯安放角度准确，下肢长度调整也很便利[3-4]。手术过程中可以准确测量关节活动范围，软组织张力也可以量化记录[5]。精准的臼杯安放角度及下肢等长调整确保了良好的远期效果，同时降低了并发症的发生率[6]。

CT导航技术也可应用于翻修手术[7]，但以下情况不适合应用本项技术：①骨质条件差，不具备良好的影像信号追踪；②广泛的金属植入物导致CT影像质量不佳影响注册。

◆ 人工全膝关节置换术（TKA）与导航

TKA的导航技术药监部门对于IL导航与CT导航均予以认可[1]。是根据术前CT影像获得的解剖形态来确定假体的种类、大小、位置及角度，还是根据术中软组织平衡的调节情况确定截骨量、角度与假体的型号大小？这两种观点一直存在争议。与THA不同，CT导航技术在TKA手术上的优越性不是很明确。

然而有研究证明，与传统方法比较，不管采用哪种导航技术，TKA术后力线的偏差都没有统计学差异[8, 9]。IL导航技术是利用股骨示踪器通过髋关节周围的运动轨迹测算髋关节旋转中心，从而计算出下肢的力线，所以不能应用于髋关节畸形及强直的病例。

手术技术

导航下THA手术

1 术前计划（坐标的设定）

　　坐标设定参照的是功能性骨盆坐标体系而不是包括髂前上棘与耻骨结节的骨盆前方基准平面（anterior pelvic plane, APP）。在卧位时，APP反映了矢状面的倾斜状况，前后轴与耻骨联合和骶骨中心线平行，以两坐骨最低点连线作为水平基准线（**图1**）。

　　股骨侧则参照股骨后髁与大转子后侧最低点构筑平面，并以梨状窝与膝关节中心连线作为股骨干轴线（**图2**）。

图1　功能性骨盆坐标
a：髂前上棘
b：耻骨结节
c：耻骨联合中央
d：坐骨最低点
e：骶骨中心
f：坐骨最低点连线
g：APP

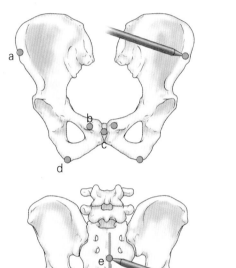
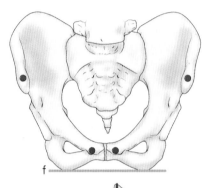
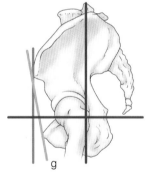

图2　股骨坐标
a：股骨头中心
b：梨状窝
c：大转子后侧最低点
d：股骨外侧后髁
e：股骨内侧后髁
f：股骨髁间中心（膝关节中心）
g：梨状窝与膝关节中心连线
h：股骨后髁与大转子后侧最低点构筑平面

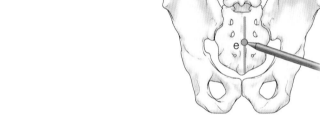
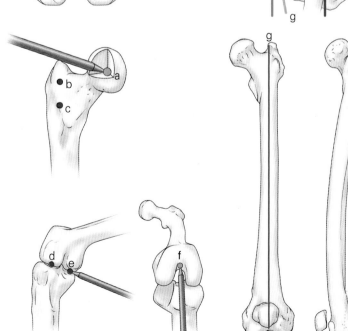

2 股骨柄的术前计划

对于远端髓腔填充型股骨柄要重视其在股骨髓腔峡部的填充比例；对于矩形锥状（Taper）柄要使其柄的四个角与骨干近端髓腔皮质相接触；对于近端髓腔填充型柄要以匹配股骨颈内侧和外侧喇叭口形态为目标（**图3**）。股骨头中心平均高出大转子顶点约8mm。

3 臼杯的术前计划

骨性髋臼最大前后径即为髋臼假体的尺寸。在髋臼中心冠状面断层影像上，通过髋臼中心与骨性髋臼外侧缘的连线与垂线的夹角（髋臼CE角）如果大于10°，单纯压配固定即可；如果小于10°，则需要使用股骨头做结构性植骨并联合应用髋臼螺钉固定（**图4**）。

发育不良的髋关节臼杯需要内移安放，在保证骨性覆盖的同时，调整臼杯的上下位置，兼顾股骨头偏心距的同时确保下肢等长（**图5**）。

髋臼安放的理想角度，从减少磨损的观点出发，在确保活动范围内不发生撞击的前提下外展角可适当偏小设置。如果股骨侧前倾角为30°左右的话，X线片上定义髋臼的最适宜角度为外展40°，前倾15°（影像学定义，radiographic definition），这个角度是在投照X线片上测量的数值；如果采用CT测量定义臼杯的前倾角，则表现为髋臼在横断面上的回旋角度（解剖学定义，anatomic definition）；另外，若术中使用髋臼导向手术装置，则定义为矢状面上的屈曲角度（手术中定义，operative definition）。几种定义角度注意不要混淆（**图6**）。股骨柄的前倾角每增减10°，在投照X线片上髋臼的前倾角就会有5°的相应增减。

图3　股骨柄的术前计划图
a.远端髓腔填充型（Omnifit）
b.矩形锥状柄（Accolade）
c.近端髓腔填充型（CentPilar）

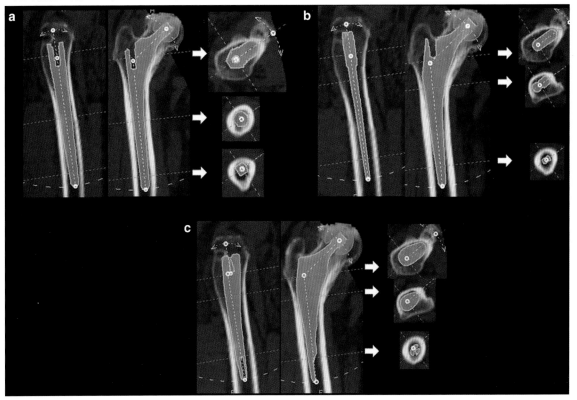

图4　臼杯的术前计划

臼杯的CE角为14°，所以单纯行压配固定就足够稳定。骨覆盖不良部位使用髋臼锉磨的骨屑植骨填充即可。

股骨柄前倾角为30°，所以臼杯的外展角与前倾角分别为40°与15°（影像学定义）或42°与23°（解剖学定义）。

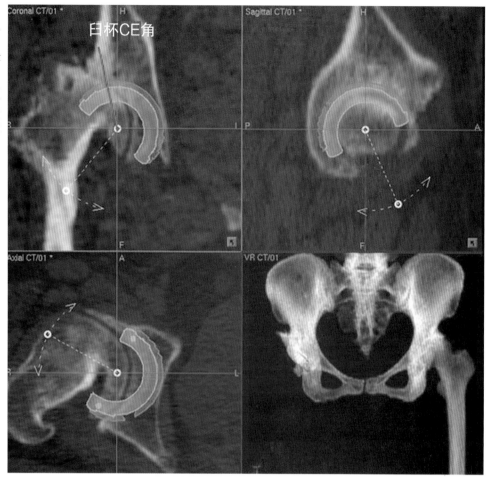

图5　发育不良髋关节臼杯的术前计划

为了增加臼杯的骨性覆盖，旋转中心上移20mm以下不会对术后疗效造成不良影响。臼杯的CE角为26°。

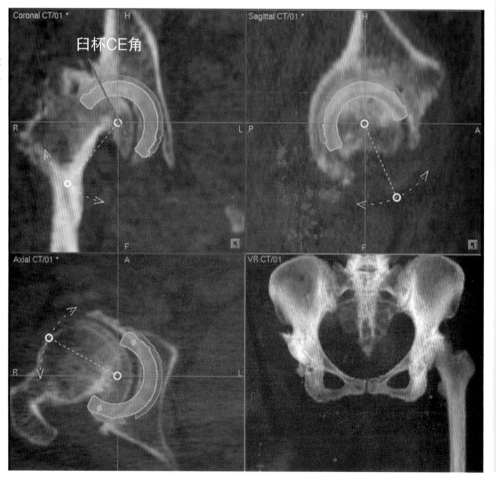

图6　髋臼前倾角的定义

AA：解剖学前倾角
RA：影像学前倾角
OA：手术中前倾角

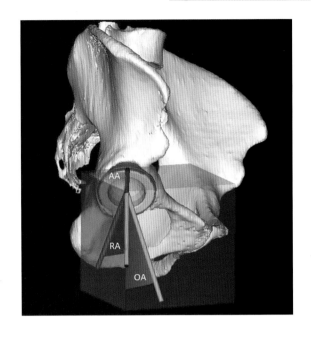

**图7　右侧卧位、后方入路行左
　　　侧THA时导航设备的配置
　　　方式**

调整摄像头的位置，使术野（a）位
于感应摄像头（b）监测范围内的最
有效位置（感应器不同，距离会有所
差异）。

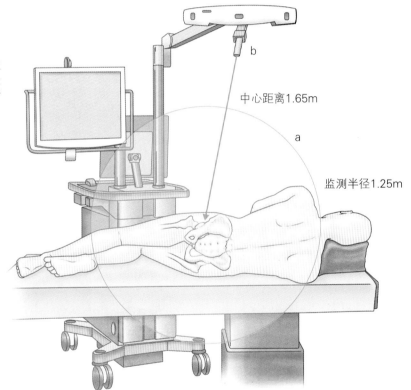

中心距离1.65m

a

监测半径1.25m

b

4 导航设备的配置

　　导航的显示器及感应摄像头的摆放位置不受体位及手术入路的影响，摆放在
术者的对面更易于操作（**图7**）。

5 示踪器的固定

为了在股骨上安装红外线示踪器，当选用后方入路时，笔者在大转子处固定一薄的接骨板，便于示踪器的固定钉在此处拆装。选用前方入路时，则在股骨干部位经皮打入2根直径2.4mm的克氏针，通过外固定装置固定示踪器的连接钉（**图8a**、**图8c**）。

骨盆侧采用在髂嵴上经皮打入2根半螺纹针，再通过外固定装置固定示踪器的连接钉（**图8b**、**图8c**）。

6 注册

术野显露清楚后，需要使用探笔触碰骨表面进行注册，使得影像数据与实际组织位置相匹配。采用表面形状注册方法因为手术入路不同导致所容易触及的骨表面部位也存在差异，初期首先通过按顺序的4点注册明确大致的位置，然后选择凸凹结构明显的骨表面采集30个点以上的位置，最终完成注册操作（**图9**）。

图8 示踪器的固定

a.示踪器的固定

在股骨呈倒八字形打入2根克氏针，使用撑开器或软橡胶等塞入两针之间将其向两侧撑开，在撑开张力状态下连接外固定装置则不易发生松动

半螺纹针

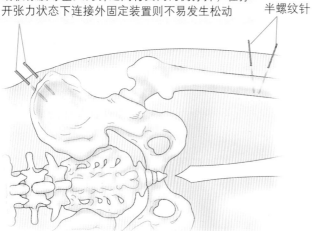

b.打入半螺纹针

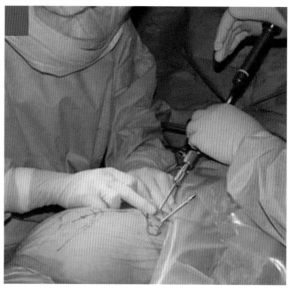

在髂嵴最厚实的部位两端呈倒八字形打入2根半螺纹针。

c.确认示踪器的连接角度

连接骨盆及股骨的示踪器，检查示踪器的连接角度，确保在进行关节活动范围测定时全范围都能被感应探头捕捉到。

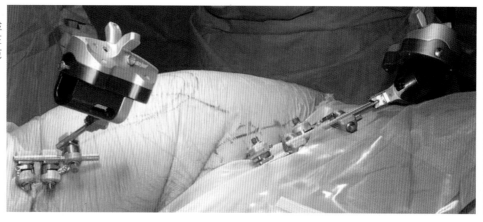

位置偏离的平均标准差（RMS）如果小于1mm，则说明注册的精准度较高，注册的可信度依赖于探笔在采集骨表面各部位信息时的准确性，必须时刻确保探笔尖端在注册时不能漂浮或过度下压，这一点不容忽视（**图10**）。

7 股骨侧的导航

股骨侧的注册精度如果在可接受范围内，那么股骨颈的截骨线就可以在导航的引导下实施（**图11**）。

图9 骨盆表面注册用的初期4个位点及后期的30个位点
a.后方入路
b.前方入路
初期的4个位点要按照正确顺序（①②③④）进行点击注册。
后期的30个位点，后方入路时选择坐骨切迹周围、前方入路时选择髂骨前方及侧方。这些部位骨表面形态起伏变化较大，可以提升骨表面注册的精准度。

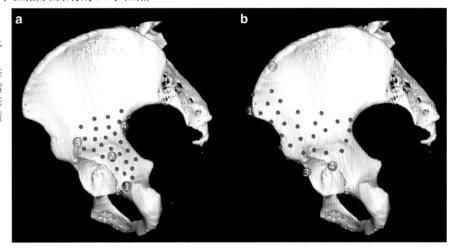

图10 检测注册的可信度
为了检测注册的可信度，使用探笔选择点击几处特征性的位点（**a**），在影像上（**b**，MPR像；**c**，3D-CT）确认注册位点有无在骨表面漂浮或下沉现象。这一步骤可作为整个手术过程中检查注册后示踪器有无松动、导航是否准确的有效方法。

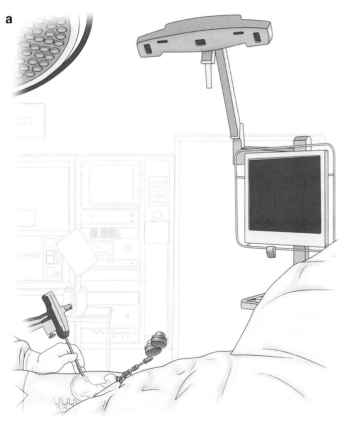

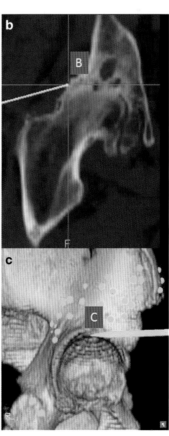

股骨颈截骨按照预定计划完成后，选择预定型号的髓腔锉沿着股骨前倾角度锉磨，如果顺利打入至截骨平面水平，则此步骤无须导航引导；如果用比预计型号偏小的髓腔锉打入也不顺利，那么就需要在导航下检查力线与髓腔锉的打入位置。预定型号的髓腔锉打入困难多因为髓腔锉呈内翻位打入，被阻挡在大转子与股骨颈移行部位的骨皮质上（**图11**）。

8 骨盆侧的导航

髋关节发育不良的患者多数情况下臼底增厚，髋臼锉要朝向内侧锉磨（**图12**）。操作这一步骤时髋臼锉磨的外展角可以适当加大，但前倾角要按预定计划操作，否则将造成前壁或后壁的过度磨削。

图11 股骨侧导航
a.股骨颈截骨平面引导
b.髓腔锉无法打入的原因
预定型号的髓腔锉不能打入到截骨平面，多因为其被阻挡在大转子与股骨颈移行部位的骨皮质上。
c.大转子-股骨颈移行部的磨削

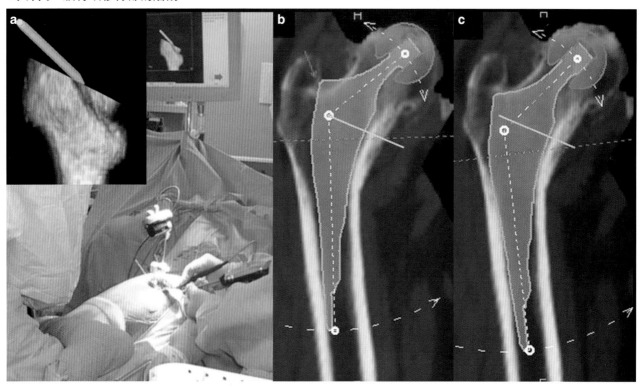

图12 骨盆侧的导航
a.向内侧磨锉
b.调整髋臼锉的角度
在距离预期磨锉深度3mm前，调整髋臼锉的角度，使其与臼杯安放角度一致。

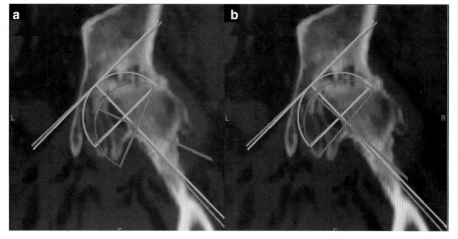

图13 髋关节最大屈曲角度与稳定性的检测

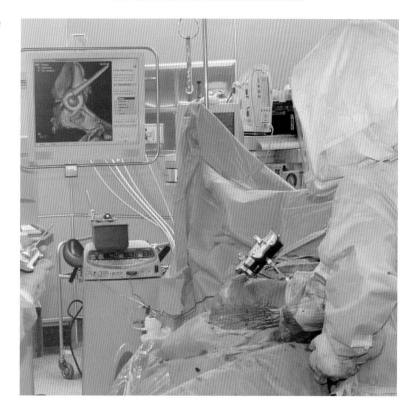

建议选择比预计型号小5mm的髋臼锉开始磨锉，使用小号髋臼锉向内侧磨锉，臼底的内下方会存留有增厚骨质，这一阶段的磨锉很难与臼杯压配的角度一致，重点是将内下方部分磨锉到位，在距离预期磨锉深度3mm前，调整髋臼锉的角度，使其与臼杯安放角度一致。

打入髋臼假体进行压配固定时，一开始就大力锤击的话难以随时调整角度，应边慢慢锤击边调整角度，距离髋臼底仅剩3mm时，再大力锤击完成压配。

9 活动范围的检测

安装臼杯内衬与股骨头的试模，检查关节活动范围、稳定性、软组织张力（牵引下肢观察股骨头的牵开距离），确定最终的假体部件组合（**图13**）。

牵引下肢后股骨头的牵开距离即使在15mm左右，应用直径32mm以上的股骨头也可以得到良好的稳定性。

导航下TKA手术

1 术前计划

IL导航是在术中决定截骨量与截骨角度的，股骨与胫骨远端截骨后再决定假体的型号大小，术前依据X线片及模板测量所进行的手术计划可以作为导航熟练操作之前的备用参考。

2 导航设备的配置

导航的监视器与感应摄像头放置在术者对侧比较便于操作（**图14**）。

图14 左侧TKA手术时的导航设备配置

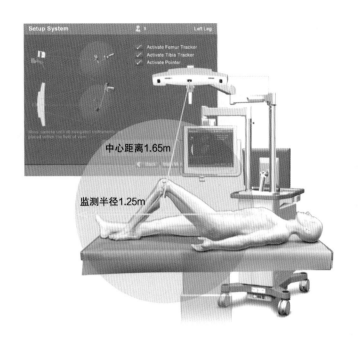

中心距离1.65m

监测半径1.25m

图15 打入固定钉

膝关节屈曲位邻近关节部位在股骨侧自外向内打入长钉

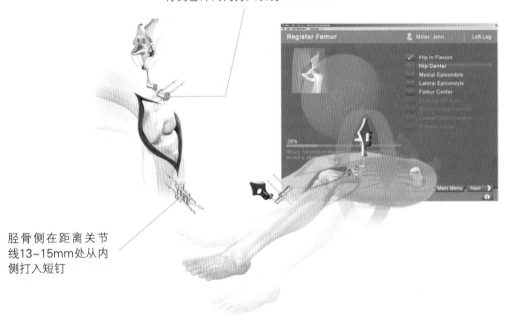

胫骨侧在距离关节线13~15mm处从内侧打入短钉

3 示踪器的固定

股骨与胫骨各经皮打入双皮质固定钉2根，固定专用装置以连接示踪器（**图15**）。在确定胫骨钉的打入位置与角度时不能妨碍胫骨髓外导向器的安装。

另外，因为存在钉打入部位应力集中诱发应力骨折的风险，所以固定钉要通过骨干中心打入，钉的尖端以通过髓腔后稍穿入对侧皮质的程度为佳。

4 注册

膝关节完成显露后，进行股骨与胫骨的注册。

首先，为了获得髋关节中心坐标，需要做髋关节缓慢、平滑的旋转运动（**图15**）。如果因为骨盆活动导致髋关节中心坐标无法准确获得时，可由助手稳定住骨盆再行髋关节的旋转运动。探笔尖端点触股骨内上髁的凹陷处（**图16a**）、外上髁的最高点（**图16b**）、股骨远端滑车中央部位（**图16c**），采集位置信息。

探笔对准滑车沟前、后方的连接线（Whiteside线），并按此轴方向采集注册位点（**图17**）。以transepicondylar线（股骨髁上轴线）与Whiteside线作为股骨旋转的基准轴线。为了测算关节面的高度，使用探笔尖端点触采集股骨远端内、外侧髁、前方骨皮质及前方最突出区域数据信息，确定前方截骨参数（**图18**）。

然后行胫骨侧注册，采集前交叉韧带（ACL）附着部的前方中心点，探笔对准后交叉韧带（PCL）附着部与胫骨结节中内1/3连线，采集注册胫骨前后轴方向位点（**图19**）。用探笔点触描出胫骨内侧及外侧关节面，注册关节面的高度，作为胫骨截骨水平的参数（**图20**）。

图16 股骨标志点的采集

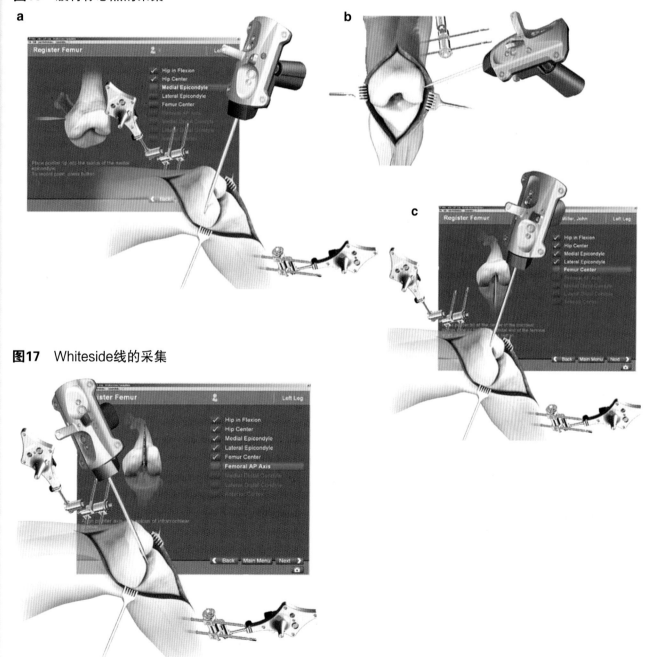

图17 Whiteside线的采集

图18 股骨远端关节面与前方骨皮质的采集
a.股骨远端关节面的采集
b.前方骨皮质的采集

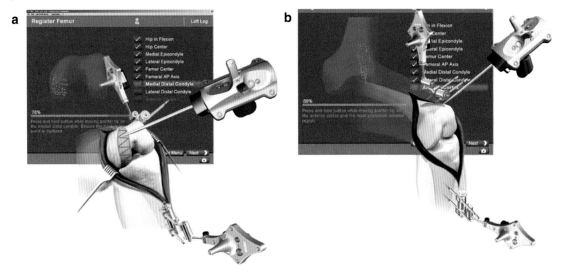

图19 胫骨功能轴的近端与前后轴的采集
a.胫骨功能轴近端的采集
b.前后轴的采集

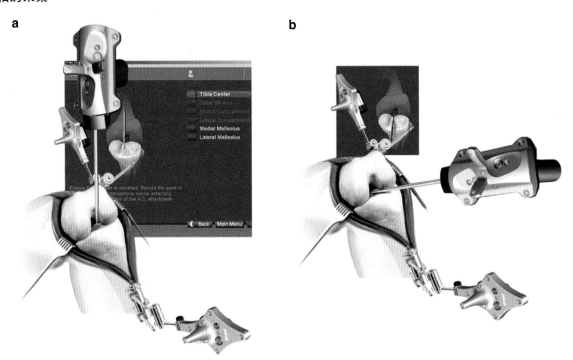

图20 胫骨关节面的采集

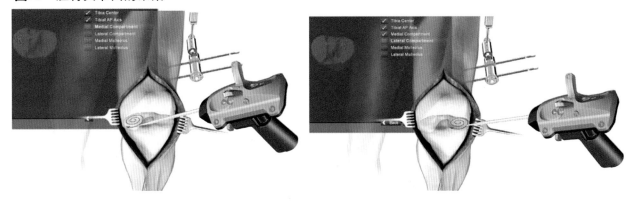

最后采集内踝与外踝最高点部位（**图21**）。通过以上操作就可以确定股骨与胫骨的机械轴线，以及与各自轴线相垂直的股骨内、外侧关节面的最远侧点和胫骨内、外侧关节面的最低点。

5 初期关节活动范围（ROM）与力线分析

注册完成后，被动屈伸活动膝关节，并在任意角度做内、外翻应力测试，就可以对初期ROM以及内、外翻稳定性做出分析记录（**图22**）。

6 股骨及胫骨截骨

◆ 股骨截骨

将导航专用的股骨截骨导向器固定于大腿远端前方，装配上示踪器后，在导航的显示界面就会显示出截骨导向器的实际位置（黄色标线）与内翻/外翻、屈曲/伸直的力线情况（**图23**）。

图21 踝关节中心的测算

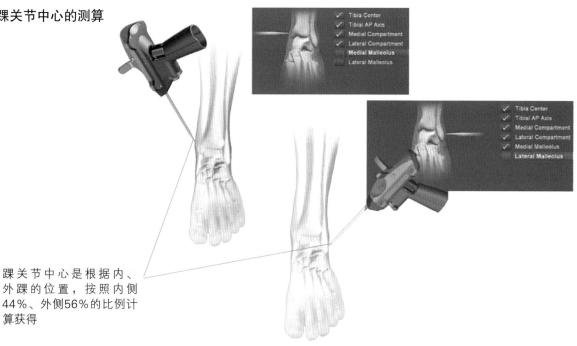

踝关节中心是根据内、外踝的位置，按照内侧44%、外侧56%的比例计算获得

图22 初期ROM与力线分析
a.右膝激素性骨坏死4期，X线片示关节8°外翻。
b.蓝色曲线图所示的是各屈曲角度内、外翻的松弛度与形变值。

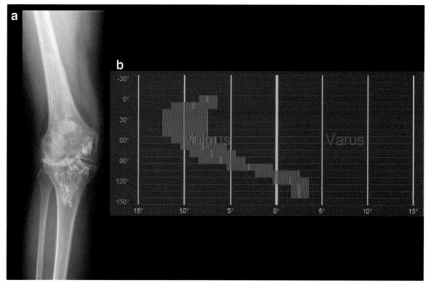

根据内、外侧的截骨量及假体的厚度来决定截骨平面，通过螺帽微调截骨导向器的截骨高度与力线角度，使其与导航规划一致，用大头钉固定截骨模块。从截骨模块上拆除调节器部件，行股骨远端截骨。将探测板平放至截骨面，检查截骨的位置与角度并记录（**图23**）。

将前后径测量器贴放至接骨面，将探测板插入选定型号的狭槽中，调节位置，使前后径测量器的旋转轴角度为0°（**图24**）。将探测板插入最佳型号的狭槽内，确认不会造成前方皮质切割后，固定前后径测量器，钻制钉孔。

拆除前后径测量器，将4合1截骨模块按照钉孔位置进行固定，进行股骨4个面的截骨，将探测板平贴于前方截骨面上，记录股骨远端前方截骨数据（**图24**）。

图23　股骨远端截骨
a.股骨远端截骨
使用导航专用的股骨微型模具做股骨远端截骨。
b.远端截骨的确认与记录
使用探测板对远端截骨进行确认及记录。

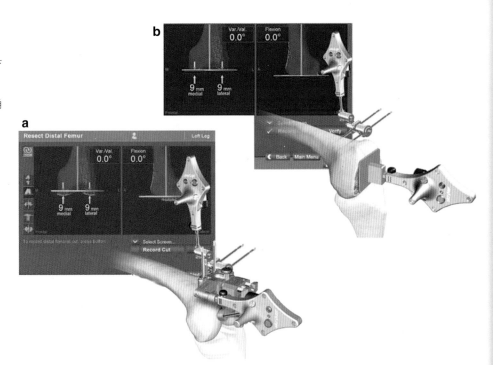

图24　前后径测量器的调整
a.使用前后径测量器确定股骨假体的型号与旋转角度
b.股骨远端前方截骨面的记录

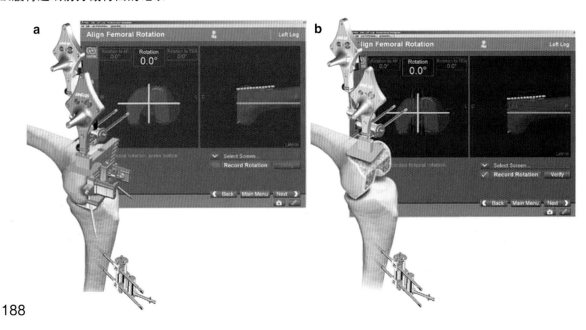

188

◆ 胫骨截骨

胫骨截骨使用专用的微型模具（**图25**），为了将软组织剥离控制在最小范围内，通常将探测板插入髓外导向器的截骨槽中进行导航操作。一边查看内翻、外翻、前后倾斜角度，以及内、外侧平台的截骨量，一边按照预定设计要求进行调整，然后使用大头钉固定截骨模块，拆除截骨模块以外的组件后行胫骨截骨。将探测板平放至截骨面，检查截骨面的位置与角度并记录（**图25**）。

插入间隙板块，检查内翻、外翻力线，如果软组织平衡不理想则追加软组织松解（**图26**）。胫骨部件的旋转定位，只需将胫骨平台试模的力线手柄与导航定义的胫骨前后轴调整一致即可。假体型号的确定也很简单，将胫骨平台试模放置在截骨面上，肉眼确定型号大小与旋转定位即可（**图26**）。

图25 胫骨截骨
a.胫骨截骨
使用导航专用的胫骨微型模具做胫骨远端截骨。
b.胫骨截骨的确认与记录
将探测板放置在截骨面上，检查截骨面的位置与角度并记录。

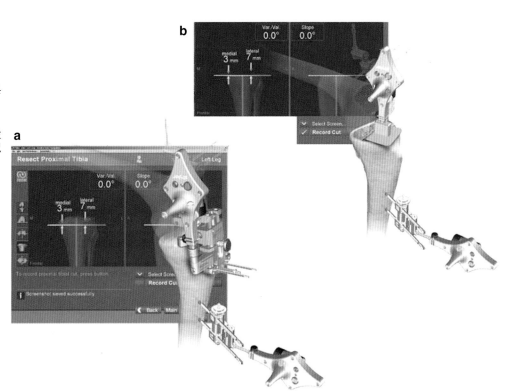

图26 胫骨假体的准备
a.插入间隙板块
插入间隙板块，在股骨与胫骨间施加牵张力量，检查内翻、外翻力线，调整软组织松解平衡。
b.用胫骨平台试模的力线手柄调整胫骨的旋转轴线

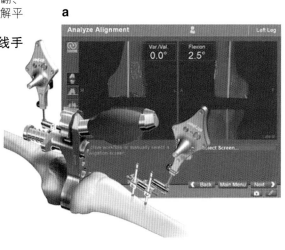

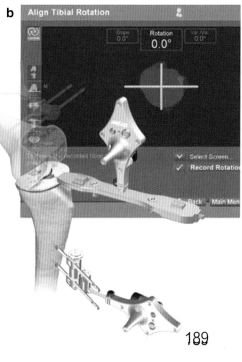

安装假体试模，测评力线情况、ROM及关节稳定性，最终确定胫骨平台垫片的厚度（**图27**）。

安装植入股骨与胫骨的人工关节假体部件，安装胫骨平台垫片后将关节复位，做最终的力线、ROM及关节稳定性的测评，并做好记录（**图28**）。

图27 安装假体试模，评价力线情况、ROM及
关节稳定性

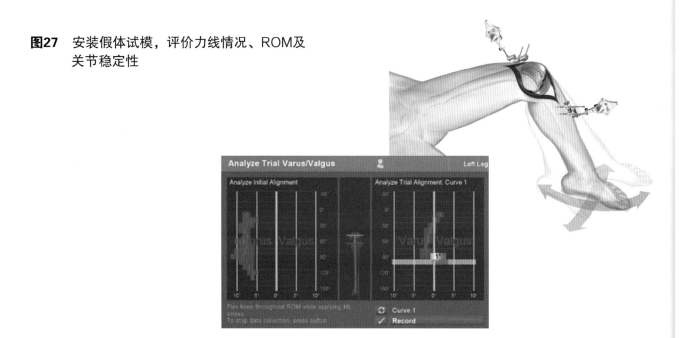

图28 人工假体部件的固定与调整
a.图22中病例的术后力线、ROM
及关节稳定性测评
b.术后X线正位片

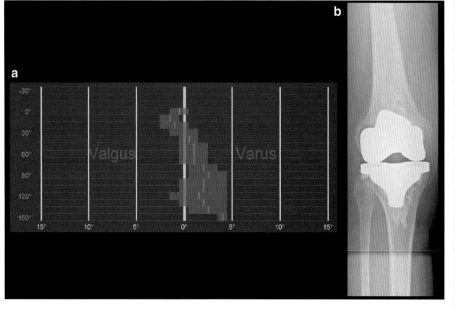

●文献

[1]SUGANO N. Computer-assisted orthopedic surgery. J Orthop Sci, 2003, 8: 442-448.

[2] KITADA M, NAKAMURA N, IWANA D, et al. Evaluation of the accuracy of computed tomography-based navigation for femoral stem orientation and leg length discrepancy. J Arthroplasty, 2011, 26(5):674-649.[Epub 2010 Sep 25]

[3] SUGANO N, NISHII T, MIKI H, et al. Mid-term results of cementless total hip replacement using a ceramic-on-ceramic bearing with and without computer navigation. J Bone Joint Surg, 2007, 89-B: 455-460.

[4] SUGANO N, TAKAO M, SAKAI T, et al. Comparison of mini-incision total hip arthroplasty through an anterior approach and a posterior approach using navigation. Orthop Clin North Am, 2009, 40: 365-370.

[5] MIKI H, YAMANASHI W, NISHII T, et al. Anatomic hip range of motion after implantation during total hip arthroplasty as measured by a navigation system. J Arthroplasty, 2007, 22: 946-952.

[6] SUGANO N, TAKAO M, SAKAI T, et al. Does CT-based navigation improve the long-term survival in ceramic-on-ceramic THA? Clin Orthop Relat Res, 2012. [Epub ahead of print]

[7] NAKAMURA N, NISHII T, KITADA M, et al. Application of CT-based navigation for revision THA. J Arthroplasty, 2012, in press.

[8] VICTOR J, HOSTE D. Image-based computer-assisted total knee arthroplasty leads to lower variability in coronal alignment. Clin Orthop Relat Res, 2004, 428: 131-139.

[9] STOCKL B, NOGLER M, ROSIEK R, et al. Navigation improves accuracy of rotational alignment in total knee arthroplasty. Clin Orthop Relat Res, 2004, 426: 180-186.

出血、DVT、术后感染的预防与对策

三重大学医学研究院运动医学外科　　**宫本　宪**
三重大学医学研究院运动医学外科教授　　**须藤启广**

出血

◆ 自体血回输

人工关节置换术属于择期手术，可以预测到有一定的出血量，是自体血回输的较好适应证。本科室按照日本自体血学会储血式自体血回输的实施标准，术前分2次各采集储存400mL（合计800mL）作为术前自体储存血备用。同时手术中还联合使用自体血回输装置，收集术中的自体血进行回输。

为了最大限度减少术中、术后出血，在切皮前皮下注射含肾上腺素的注射液（1:20万），对于止血困难的病例使用各种纤维蛋白胶等。

◆ 控制性低血压麻醉及止血带的灵活使用

在控制性低血压麻醉状态下进行手术，术中要仔细实施止血操作。在低血压麻醉状态下进行手术，术中出血量虽然很少，但术后出血量与常规麻醉相比呈增多倾向，所以要注意在术中及手术结束时检查出血点，止血不能在低血压状态进行，而是应该在血压恢复正常后再实施。

◆ 术中血管损伤的预防及引流的管理

为了避免术中血管损伤的发生，放置拉钩时要使其尖端与骨表面相接触，避免伤及软组织。固定螺钉时，要注意钻头与螺钉尖端的位置与方向，以免造成血管损伤。

在引流的管理上，因为负压会导致引流量的增加，所以手术当日先选择平压引流，术后次日在拔除引流管的前2h改为负压引流，直到引流管拔除。

深静脉血栓（deep vein thrombosis，DVT）

◆ 诱发因子与危险因素

Virchow[1]提出了静脉血栓症的三大主要诱发因子，包括血流停滞、静脉内皮细胞损伤及血液凝固功能亢进。文献报道DVT的发生率在THA术后为42%~57%，在TKA术后为41%~85%[2]。

人工关节置换患者发生静脉血栓的危险因素包括：有静脉血栓症的既往史、先天性血栓好发因素、下肢麻痹、高龄、长期卧床、淤血性心力衰竭、呼吸衰竭、恶性肿瘤、留置中心静脉导管、肿瘤化疗、重症感染、雌激素治疗、下肢静脉瘤等[3]。

◆ DVT的诊断

DVT在临床上可表现为患肢肿胀、水肿、疼痛、皮温增高、Homans综合征等，没有特异性的症状，常被漏诊。另外，血管部分闭塞或侧支循环良好的病例也可以没有临床症状。手术1周后出现不伴有感染征象的CRP增高、红细胞沉降率加快、发热等炎症指标时，要想到DVT的可能。

纤溶系统的标记物有D-二聚体及SFMC（可溶性纤维蛋白）等，可作为血栓诊断的筛查指标，超声检查、静脉造影用于确定诊断。超声检查，在传统的断层法（B超）的基础上，彩色多普勒检查可以判断静脉闭塞或狭窄情况，获得更加准确的诊断，且为无创检查，可以重复实施，是本科室确诊DVT的主要检查手段。

DVT的治疗方法包括使用华法林的抗凝疗法及使用尿激酶的溶栓疗法等。

◆ DVT的预防

DVT多数没有临床症状，早期发现比较困难，但是可能由此而引发肺栓塞（pulmonary thromboembolism, PTE），所以DVT的预防十分重要。

DVT的预防方法包括避免下肢静脉血流淤滞及调整血液凝固活性两大类。具体有物理预防方法及药物预防方法。下面就各预防方法做一介绍。

◉物理预防方法

·姿势、手术体位

术前、术后不要固定于一个体位，可在坐位、站立位之间反复更换，督促患者多行走活动。卧床期间下肢抬高20°，手术时采取仰卧位相对有利于静脉回流。

·早期离床，术后早期积极开始下肢主动活动

下肢的主动活动可以发挥肌肉泵的作用，挤压足底静脉丛内存留的血液，加快血流速度。在床上进行踝关节背屈运动、足趾屈伸活动及早期下地行走均对DVT有预防作用[4, 5]。

·血栓弹力袜

可以压迫表浅静脉以增加深部静脉的血流量，同时可以防止深部静脉的扩张，从而使血流速度加快。

·间歇性充气压迫法

向包裹下肢的袖套内间歇注入空气，通过压迫肌肉达到促使静脉血液回流目的的间歇性充气压迫法（intermittent pneumatic compression, IPC），以及促使潴留在足底静脉丛内的血液回流的静脉足泵法（venous foot pump, VFP），可预防血栓形成。本部门在术中、术后联合应用血栓弹力袜与IPC法。

当术前下肢已发生DVT时，为了防止血栓脱落造成PTE，不要使用IPC法预防血栓。

◉药物预防方法（抗凝疗法）

·华法林

华法林通过阻断维生素K依赖性凝血因子（第Ⅱ、Ⅶ、Ⅸ、Ⅹ因子）的蛋白合成而发挥作用。

抗凝效果因人而异，用量需要个性化，使得PT-INR达到预期目标值（1.5~2.5）。用药过程中若发生出血并发症，在停止用药的同时输注新鲜冻干血浆以补充凝血因子，并皮下或静脉注射维生素K。

·普通肝素

5 000IU，每隔8h或12h皮下注射。

普通肝素的半衰期很短，约60min，所以用药过程中如果发生出血性并发症，停止用药后抗凝效果就会急速减弱。但是如果存在脑出血等严重并发症风险时，可以在输注新鲜冻干血浆以补充凝血因子的同时，每100IU普通肝素给予1mg硫酸鱼精蛋白中和。

肝素诱导性血小板减少症（heparin-induced thrombocytopenia, HIT）是普通肝素的特有并发症，所以预防性给药数日后，改换成用华法林治疗更为可靠。

·依诺肝素

依诺肝素为低分子量肝素，平均分子量为4 500~5 500，市场销售有2 000IU的皮下注射剂型。术后24h确认伤口没有出血后，可以每次2 000IU皮下注射，原则上每日2次。硬膜外导管留置期间原则上不用此药物，拔管2h后可以开始用药。一般术后用药11~14d。药物通过肾脏排泄，肌酐清除率不良者可适当延长用药间隔。

用药过程中如果发生出血性并发症则停止用药，在输注新鲜冻干血浆以补充凝血因子的同时，每100IU依诺肝素给予1mg硫酸鱼精蛋白中和（最多60%）[6~8]。

·磺达肝癸钠

磺达肝癸钠为选择性Ⅹa因子抑制剂。市场销售有2.5mg、1.5mg皮下注射剂型。术后24h确认伤口没有出血后，可以每次2.5mg皮下注射，原则上每日1次。硬膜外导管留置期间原则上不用此药物，拔管2h后可以开始用药。一般术后用药10~14d。药物通过肾脏排泄，肌酐清除率不良者可适当减少药物用量。

用药过程中如果发生出血性并发症则停止用药，输注新鲜冻干血浆以补充凝血因子。目前没有该抗凝药物的中和试剂，所以应用时一定要慎重[9]。

·利伐沙班

利伐沙班为选择性Ⅹa因子抑制剂。市场销售有口服剂型。术后24h确认伤口没有出血后，可以每次口服30mg，原则上每日1次。硬膜外导管留置期间原则上不用此药物，拔管2h后可以开始用药。一般术后用药11~14d。药物通过肾脏排泄，肌酐清除率不良者可适当减少药物用量。

用药过程中如果发生出血性并发症则停止用药，输注新鲜冻干血浆以补充凝血因子。目前没有该抗凝药物的中和试剂，所以一定要慎重使用。

本科室联合应用物理预防方法与药物预防方法，典型的DVT患者担心发生PTE时，则采取制动措施，请循环内科专家会诊，直接开始抗凝治疗。

手术部位感染（surgical site infection, SSI）

应参考各种指南制定出骨科领域的感染防治策略并在各医疗机构实施。尤其主治医生及主管护士要全面掌握每个患者的病情并给予相应的处置。

要充分重视以下情况，尽最大可能避免SSI的发生：①术前的营养状况、糖尿病（DM）、病原菌携带者（鼻腔、尿道）、口腔卫生、吸烟、类风湿性关节炎的治疗状况等；②术中皮肤的准备（皮肤消毒、剃毛）、洗手、双层手套、术前预防性抗菌药物的应用、缝线的选择、术中冲洗、体温管理等；③术后的全身状况管理（包括抗菌药物的给药时间、血糖控制等）、切口管理、引流管管理、术后贫血等。

◆ 术前管理

● 营养状况的管理

营养状态不良是导致免疫力低下及切口延迟愈合的危险因素，另外，肥胖也是诱发SSI的危险因素。BMI（体重指数）超过30kg/m²，人工膝关节置换术SSI的发生率增高至BMI正常者的6.7倍、人工髋关节置换术SSI的发生率增高至BMI正常者的4.2倍[10]。增高的原因是手术时间延长、切口加大导致出血量的增加、皮下脂肪血液循环重建不佳、容易发展成2型糖尿病等。

● DM的管理

已经诊断为DM的患者可以与内科医生配合进行血糖调控管理，但未经诊断的DM或未治疗的DM一定不能忽略管理。围手术期血糖管理的预期目标是控制在200mg/dL以下，血糖控制过严有诱发低血糖发作的风险。近期观点认为，控制术后次日早晨空腹血糖在200mg/dL是非常重要的，术中血糖无须特别控制。

● 病原菌携带者的管理

鼻腔内携带病原菌及下尿道感染都是诱发SSI的危险因素。但目前还没有确切证据证明其与SSI之间的相关性。

● 口腔的卫生管理

建议在术前进行口腔检查。

● RA患者药物治疗维持或停止的标准

RA患者所使用的各种免疫抑制剂、口服激素类药物及生物制剂等是诱发SSI的危险因素。日本风湿学会也因此建立了临床指南，遵照指南要求实施应该不会导致SSI发生率的增加。

● 戒烟指导

术前4周开始指导患者戒烟，有利于降低SSI的风险。

◆ 术中管理

● 剃毛与皮肤消毒

对手术部位使用剃刀进行剃毛操作会造成皮肤的细微损伤，属于禁忌行为，不需要常规剃毛。术者洗手消毒前，先使用0.2%洗必泰液清洗擦拭手术区，洗手后确认酒精性制剂已经干燥，再用碘伏进行皮肤消毒〔感染控制和流行病学专业协会（Association for Professionals in Infection Control and Epidemiology, APIC）也推荐本方法〕。

◉洗手与穿戴无菌手套

矫形骨科并没有专门的特殊洗手方法。本科室的做法是，手指尤其是指甲刷洗后，先用0.2%的洗必泰液清洗3次，再按照无菌手术洗手消毒常规洗手，先戴手套再穿无菌手术衣。考虑到术中可能出现手套穿孔的问题[11]，强力推荐戴2副手套。使用含碘的皮肤贴膜做术区皮肤防护。

◉术前抗生素使用

本科室是按照美国骨科学会（AAOS）2008年人工关节手术预防性应用抗生素（AMP）的指南（**表1**）来使用的。

在TKA手术时，抗菌药物输注20min后，再应用止血带。

◉缝合线

使用抗菌可吸收缝线。APIC提出其临床抗菌效果今后将逐渐明确。

◉术中冲洗

术中冲洗是减少术中掉落术野细菌污染的有效手段。一般使用生理盐水冲洗，脉冲冲洗及使用含碘伏的盐水冲洗的观点目前还存在分歧，本科室使用生理盐水冲洗。

◉术中体温管理

术中的体温管理非常重要，可以有效降低SSI的发生率。但是，最近有文献报道[12]，如果在层流手术间术中加大空调热气流以提高温度，在THA手术时反而会成为诱发SSI的危险因素，而使用毛毯保温则不会增加SSI的风险。相关问题还有待于进一步的探讨。

◆ 术后管理

◉预防性抗生素的使用

参照术前、术中抗生素的应用。

◉全身管理

营养不良会导致切口的延迟愈合，因此必须调控管理。白蛋白值如果低于2.5g/dL，不仅会导致切口愈合延迟，而且对抗菌药物的组织内弥散也会产生不良影响。

表1 AAOS 2008 年人工关节手术预防性应用抗生素（AMP）的指南

使用药物
头孢唑啉（CEZ）或 头孢呋辛（CXM） 克林霉素（CLDM）或 万古霉素（VCM） （β - 内酰胺类过敏、MRSA 携带者、MRSA 暴发期）
给药开始时间
皮肤切开前 1h 给药 VCM 2h 前开始给药 体重 80kg 以上，CEZ 用量加倍 给药间隔时间：CEZ2~5h、CXM3~4h、CLDM3~6h、VCM6~12h （在日本给药间隔时间可以适当延长，CEZ 可延长至 6~8h、VCM 可延长至 12~24h）
停药时间
术后 24h 内停药

围手术期血糖管理很重要的一点就是要确保手术次日早晨空腹血糖值不超过200mg/dL，必要的话可以通过胰岛素进行血糖管理。使用血液制品虽然有增加SSI的风险，但没有必要为了预防SSI就限制全部血液制剂的应用。

◉手术切口的管理

手术切口缝合关闭后24~48h，建议使用无菌敷料覆盖保护。本科室采用抗菌可吸收缝线做皮下埋线缝合，表皮使用合成皮肤表面黏合剂（Dermabond）。如果全身状况（发热等）良好，可以在切口处贴敷防水手术护皮膜，许可患者接受淋浴。

◉引流管的管理

有文献报道，长期留置引流管会因为逆行感染及预防性抗生素使用时间延长而导致SSI发生率的升高[13, 14]。术后切口血肿形成或存在死腔均可造成切口的愈合延迟，成为SSI的易发因素，所以本科室均在术后放置引流管，以利于切口血肿的引流与渗出液的排放，于手术次日内拔除。

●文献

[1] VIRCHOW R. Gesammelte Abhandlungen zur Wissenschaftlichen Medizin. Frankfurt: Meidinger Sohn, 1856.

[2] GEERTS WH, PNEO GF, HEIT JA, et al. Prevention of venous thromboembolism. 7th ACCP Conference on Antithrombotic and Thrombolytic Therapy. Chest, 2004, 126 : 338s-400s.

[3] 日本整形外科学会肺血栓塞栓症 / 深部静脉血栓症（静脉血栓塞栓症）予防ガイドライン改訂委員会編 . 日本整形外科学会 静脉血栓塞栓症予防ガイドライン , 2008.

[4] MCNALLY M, COOKE E, MOLLAN R, et al. The effect of active movement of the foot on venous blood flow after total hip replacement. J Bone Joint Surg, 1997, 79-A : 1198-1201.

[5] SOCHART D, HARDINGE K. The relationship of foot and ankle movements to venous return in the lower limb. J Bone Joint Surg, 1999, 81-B : 700-704.

[6] MASSONNET-CASTLE S, PELISSIER E, Bara L, et al. Partial reversal of low molecular weight heparin （PK10169）anti-Xa activity by protamine sulfate : In vitro and in vivo study during cardiac surgery with extracorporeal circulation. Haemostasis, 1986, 16 : 139-146.

[7] RHU-MCKENNA JV, CAI L, OFOSU FA, et al. Neutralization of enoxaparine-induced bleeding by protamine sulfate. Thrombosis Haemostasis, 1990, 63 : 271-274.

[8] 中村耕三，立花新太郎，富士武史，ほか . クレキサン使用上の注意について . 日整会誌 , 2008, 82 : 598-600.

[9] 中村耕三，立花新太郎，富士武史，ほか . アリクストラ使用上の注意について . 日整会誌 , 2007, 81 : 846-848.

[10] NAMBA RS, PAXTON L, FITHIAN DC, et al. Obesity and perioperative morbidity in total hip and total knee arthroplasty patients. J Arthroplasty, 2005, 20 : 46-50.

[11] AL-MAIYAH M, BAJWA A, MACKENNEY P, et al. Glove perforation and contamination in primary total hip arthroplasty. J Bone Joint Surg, 2005, 87-B : 556-559.

[12] MCGOVERN PD, ALBRECHT M, BELANI KG, et al. Forced-air warming and ultra-clean ventilation do not mix : an investigation of theatre ventilation, patient warming and joint replacement infection in orthopaedics. J Bone Joint Surg, 2011, 93-B : 1537-1544.

[13] DRINKWATER CJ, NEIL MJ. Optimal timing of wound draun removal following total joint arthroplasty. J Arthroplasty, 1995, 10 : 185-189.

[14] YOUNG B, NG TM, TENG C, et al. Nonconcordance with surgical site infection prevention guidelines and rates of surgical site infections for general surgical, neurological, and orthopaedic procedures. Antimicrob Agents Chemother, 2011, 55 : 4659-4663.